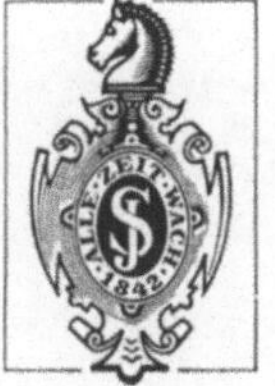

Alfred Pannike

Osteosynthese in der Handchirurgie

Mit 167 Abbildungen

Springer-Verlag
Berlin · Heidelberg · New York 1972

Privatdozent Dr. ALFRED PANNIKE, Chirurgische Universitäts-
Klinik und Poliklinik, 7400 Tübingen, Calwer Str. 7

ISBN-13: 978-3-642-65428-2   e-ISBN-13: 978-3-642-65427-5
DOI: 10.1007/978-3-642-65427-5

Geleitwort

Sogar in der ausgesprochen konservativ eingestellten Ära der Frakturbehandlung haben namhafte Autoren wie Böhler, Watson-Jones, Bunnell immer wieder auf die Gefahr von Gelenksteifen bei Mittelhand- und Fingerbrüchen hingewiesen. Die Forderung nach absoluter Ruhigstellung einerseits und die möglichst frühzeitige aktive Bewegung andererseits bildete in vielen Fällen den Engpaß, den Bunnell selber als letztlich „ungelöstes Problem" und die in Kauf zu nehmenden Gelenksteifen als „notwendiges Übel" betrachtet hat.

In diesem Sinne hat Pannike in einer kurzen Einleitung die Gründe dargelegt, welche bei den Mittelhand- und Fingerfrakturen bereits früher zu einer viel aktiveren therapeutischen Einstellung geführt haben. Alle diese operativen Behandlungsverfahren werden in einer knappen und guten Übersicht dargestellt: die Verwendung des Bohrdrahtes, Marknagelung, Rush-pin, Markschraubung, Markstift, Knochenbolzen, Drahtnaht. Zusammen mit dem ausführlichen Literaturverzeichnis bildet dieses Kapitel eine sehr wertvolle Grundlage, um sich in das weitläufige und aufgesplitterte Gebiet der verschiedenen operativen Behandlungsmöglichkeiten der Mittelhand- und Fingerfrakturen rasch einzuarbeiten.

Vor diesem Hintergrund hat die Schweizerische Gemeinschaft für Osteosynthesefragen (AO) ein Kleinfragmentinstrumentarium entwickelt. Als einer der ersten hat sich Pannike dieses Instrumentariums systematisch angenommen. In einer experimentellen Studie hat er die Festigkeitsverhältnisse zwischen Knochen und Implantat untersucht. Auf Grund dieser Studien und an Hand einer verhältnismäßig großen persönlichen Erfahrung hat er die Indikationen herausgearbeitet, mit besonderen Hinweisen auf die verschiedenen Frakturtypen, die biomechanisch günstige Lage der Implantate und die Zugangswege. Die nicht immer ganz einfachen Probleme der Metallentfernung erfahren ebenfalls eine Würdigung. Als Vergleich werden oft auch die älteren Operationsverfahren herangezogen, was den Indikationsbereich für das Kleinfragmentinstrumentarium besonders deutlich abgrenzt und herausstreicht. Weiter wird die Anwendung des Instrumentariums für Arthrodesen und für die Pseudarthrosenbehandlung aufgezeigt. Eine größere Zahl von typischen Beispielen aus der Praxis der Traumatologie und Wiederherstellungschirurgie untermauern die dargestellte Operationslehre. Es handelt sich durchwegs um instruktive Einzelfälle, wie die Primärversorgung geschlossener und offener Mittelhand- und Fingerfrakturen, Korrektureingriffe bei Fehlstellungen, die Stabilisierung von größeren Knochenimplantaten zur Behandlung von

Knochen- und Gelenkdefekten verschiedener Ursache, die Osteosynthese bei der Fingertransposition und beim Daumenersatz.

Wir möchten die Arbeit von Pannike in vollem Umfange anerkennen. Er hat sich als einer der ersten mit dem von der AO entwickelten Kleinfragmentinstrumentarium systematisch befaßt. In diesem Sinne wünschen wir dem vorliegenden Werk eine wohlverdiente Verbreitung und viel Erfolg.

H. Willenegger

Oktober 1972   M. E. Müller

M. Allgöwer

Vorwort

Unter den speziellen Problemen der Unfallchirurgie und Wiederherstellungschirurgie an den Gliedmaßen verdient die konservative und operative Knochenbruchbehandlung an der Hand besondere Aufmerksamkeit. Nicht allein für viele Verrichtungen des menschlich-persönlichen Alltags, sondern auch für beinahe jede berufliche Tätigkeit hat eine stabile Hand mit ausreichender Greiffunktion existentiellen Wert.

Es hat sich gezeigt, daß nur dann alle Möglichkeiten der Erhaltung und Wiederherstellung ausgeschöpft werden können, wenn unsere volle Aufmerksamkeit nicht nur Haut, Nerven und Sehnen gilt, sondern die Behandlung in jeder Phase der biomechanischen Stütz- und Leitfunktion des Skelets gerecht wird, welche das fein abgestimmte Funktionsspiel der Hand erst ermöglicht und vollendet.

Die fortentwickelte konservativ-funktionelle Knochenbruchbehandlung hat in vielen Fällen zu ausgezeichneten Erfolgen geführt. Da dennoch eine Reihe von Problemen mit den Mitteln der konservativen Knochenbruchbehandlung nicht zu bewältigen war, haben Chirurgen und Orthopäden zahlreiche Verfahren der operativen Stabilisierung des Handskelets angegeben. Ich hatte Gelegenheit, neben den herkömmlichen Methoden der inneren Fixation das von der Schweizerischen Arbeitsgemeinschaft für Osteosynthesefragen (AO) entwickelte Kleinfragmentinstrumentarium während jetzt mehr als 7 Jahren klinisch und experimentell zu prüfen.

Ziel unserer Untersuchungen war, im Vergleich der einzelnen Verfahren, das der jeweiligen individuellen Situation angemessene und am meisten erfolgversprechende Vorgehen festlegen zu können.

Ich möchte daher hier zuerst allen denen danken, die mich in diesem Bestreben und bei der Erfahrungssammlung für die vorliegende Darstellung unterstützt haben.

Besonders herzlich danken möchte ich Herrn Prof. Dr. H. WILLENEGGER, dessen konstruktive Kritik und freundschaftlicher Rat mich in den Jahren der Zusammenarbeit mit der Schweizerischen AO unterstützt und ermuntert haben. Der AO, insbesondere den Herren Dr. R. SCHNEIDER, Prof. Dr. M. E. MÜLLER, Prof. Dr. M. ALLGÖWER, Dr. W. BANDI, R. MATHYS gilt mein Dank für die Aufgeschlossenheit, mit der mir dieser Kreis stets begegnet ist.

Herrn Prof. Dr. Dr. RUDOLF ZENKER und Herrn Prof. Dr. LEO KOSLOWSKI, in deren Kliniken ich die der vorliegenden Darstellung zugrunde liegenden Arbeiten durchführen bzw. beenden konnte, sei an dieser Stelle ausdrücklich gedankt.

Ohne die jahrelange Mühe und Sorgfalt von Frau EDITH THIELE aus der Photoabteilung der Chirurgischen Univ.-Klinik München, wäre die Bilddokumentation unserer klinischen Fälle, die der vorliegenden Darstellung sowie einer Reihe von Vorträgen und Kursen als Grundlage gedient hat, niemals denkbar gewesen.

Herrn Dr. H. P. SERAPHIM möchte ich danken für seine Beratung und Mitarbeit bei der Durchführung unserer experimentellen Untersuchungen.

Anmerken möchte ich noch, daß die Abb. 24, 37, 43 und 44 von Herrn JULIUS S. PUPP für meinen Beitrag in der Kirschner-Zenkerschen Operationslehre (Band X/3: Die Operationen an der Hand, Herausgeber W. WACHSMUTH und A. WILHELM, Springer-Verlag) entstanden.

Dem Springer-Verlag, insbesondere Herrn Prof. Dr. W. GEINITZ u. Mitarb. gilt mein besonderer Dank für das stets aufgeschlossene und verständnisvolle Entgegenkommen bei der Ausstattung und Drucklegung des vorliegenden Buches.

Tübingen, im Oktober 1972

A. PANNIKE

Inhalt

A. Einführung und Problemstellung

Wie in den ersten Jahrzehnten unseres Jahrhunderts vertreten auch heute noch zahlreiche Chirurgen die Ansicht, Knochenbrüche an Hand und Fingern würden lediglich einer guten Reposition und Schienung bedürfen. Die Erkenntnis BOEHLERS, zur Knochenheilung seien Ruhigstellung und Zeit notwendig, war ein großer Schritt vorwärts in der allgemeinen Knochenbruchbehandlung. Erst allmählich wurde dieser durch die Erfahrung ergänzt, daß zeitlich zu ausgedehnte Ruhigstellung, vor allem bei Nichtberücksichtigung der Funktionsstellung, irreversible Gelenksteifen hervorrufen kann. Die von BOEHLER nach der Erprobung einer umfassenden äußeren Ruhigstellung (d. h. der auf den Rumpf übergreifenden Gipsfixation einer Extremität) auch für die Hand entwickelte Idee einer mehr funktionellen Knochenbruchbehandlung wurde von ST. BUNNELL aufgegriffen und detailliert. Den Gedanken von BOEHLER folgend schrieb er 1944 in seinem Textbuch: „Fingerbrüche sind so häufig und haben so schwere Funktionsschäden zur Folge, daß sie ein ähnliches Rentenmaß notwendig machen wie die Brüche der langen Röhrenknochen".

Nur langsam setzte sich die Einsicht durch, daß die Funktionsfähigkeit aller beteiligten Strukturen ebenso bedeutsam ist wie ihre fein abgestimmte Lage zueinander. Späterhin wurde daher vielfach darauf hingewiesen, wie sehr der Chirurg insbesondere bei der Verletzungsbehandlung an der Hand vor die doppelte Aufgabe gestellt ist, die geschädigten Funktionsgebilde in ihre funktionell günstigste Stellung zu bringen und gleichzeitig die Wiederherstellung des bestmöglichen Bewegungsausmaßes der Gelenke anzustreben.

Mit der stetigen Zunahme der Handverletzungen wurde immer wieder bestätigt, daß auch die ungestörte Heilung eines Knochenbruches an der Hand ohne Ruhigstellung für einen angemessenen Zeitraum nicht denkbar ist. Die Erfahrung zeigte jedoch auch in welchem Maße durch aktive Bewegung posttraumatische oder postoperative Schwellungszustände, Gelenksteifen und Gewebsschrumpfungen vermindert oder verhindert werden können.

Obwohl BOEHLER, WATSON-JONES, BUNNELL auch und insbesondere für die Hand eine funktionelle Knochenbruchbehandlung entwickelten oder anstrebten, bleiben die posttraumatischen Versteifungen an der Hand ein weit größeres Problem als dies bei Frakturen und Luxationen an irgendeiner anderen Stelle des Körpers der Fall ist.

Der Kapsel-Bandapparat der Gelenke, die Binnenmuskulatur und der Beuge- und Streckmechanismus an der Hand zeigen ein so fein aufeinander abgestimmtes Gleichgewicht, daß bereits geringe Verletzungen oder Fehlstellungen erhebliche Funktionsschäden mit sich bringen können.

Wenn auch vor allem BUNNELL eine Vielzahl von Behandlungsvorschlägen zur Verminderung der posttraumatischen Gelenksteifen gemacht hat, so sind diese für ihn dennoch ein letztlich ungelöstes Problem geblieben, das er als „notwendiges Übel" betrachtete.

Um dieser scheinbar unvermeidbaren Folgeerscheinung zu begegnen, empfahl BUNNELL, den Gedanken von BOEHLER folgend, wenn möglich nur die Fraktur bzw. den verletzten Handteil ruhigzustellen und die übrige Hand frei bewegen zu lassen. Da eine störungsfreie Frakturheilung absolute Ruhigstellung fordert, zur Wiederherstellung einer guten Gelenkfunktion aber frühestmögliche aktive Bewegung notwendig ist, ergibt sich immer wieder eine erhebliche Diskrepanz für die Wahl des einzuschlagenden Behandlungsweges. Der Chirurg ist gezwungen, von Fall zu Fall zu entscheiden, ob die exakte Frakturruhigstellung oder die bestmögliche Gelenkfunktion im Mittelpunkt seines Behandlungsplanes stehen soll. Bislang mußte meist das eine Ziel zugunsten des anderen Zieles vernachlässigt werden, da keine Art der äußeren Fixierung durch Gips, Schiene oder Dauerzug eine ausreichende Ruhigstellung des einen und gleichzeitige volle Mobilisierung des anderen Teiles zulassen würde.

Wird ein Knochenbruch zu früh mobilisiert, so sind Fehlstellungen, verzögerte Knochenheilung und Pseudarthrosenbildung die Folge. Diese ziehen wiederum sekundäre Funktionsschädigungen nach sich. Es wird daher im allgemeinen der Frakturruhigstellung der Vorrang gegeben und der Nachteil der posttraumatischen Gelenksteifen weitgehend in Kauf genommen. Die Unzahl der in der Literatur angegebenen „Funktions"-Schienen und die oft recht langwierige und mühsame krankengymnastische Nachbehandlung sind der beste Beweis dafür, daß sich mit der bisherigen Art der funktionellen Knochenbruchbehandlung eine Reihe von Funktionsschäden nicht hat vermeiden lassen.

Zwei Gründe waren es, die den Anstoß gaben zu zahlreichen Versuchen von dem bislang unumgänglichen Kompromiß zwischen Stabilisierung und Funktion freizukommen.

1. Die äußere Ruhigstellung erwies sich als schwierig und oft unzureichend bei multiplen oder kombinierten Verletzungen der Hand. Sekundäre Wiederherstellungen an Sehnen und Nerven konnten häufig erst nach Abschluß der Knochenheilung und krankengymnastischer Mobilisierung der Gelenke durchgeführt werden.

2. Die frühzeitig notwendige plastische Versorgung größerer Haut- und Weichteildefekte wurde durch die äußere Ruhigstellung, auf die in Ermangelung einer anderen Fixierungsmöglichkeit nicht verzichtet werden konnte, oft erheblich erschwert.

Da die dargelegten Probleme mit den Mitteln der konservativen Knochenbruchbehandlung nicht gelöst werden konnten, wurde allmählich der Weg für die innere Stabilisierung der Knochenbrüche an der Hand geebnet. Aus diesem Grunde war es eine folgerichtige Entwicklung, wenn die Methoden der inneren Frakturruhigstellung auch in der Handchirurgie weltweite Verbreitung fanden. Heute lassen sich diese Verfahren der operativen Knochenbruchbehandlung in zwei große Gruppen trennen:

1. Die eigentliche innere Stabilisierung vom Markraum aus und
2. die direkt am Knochen applizierte Fixierung durch meist metallische „Implantate".

Aufgabe dieser Arbeit soll es sein, den inzwischen herkömmlichen Methoden der inneren Stabilisierung ein in mancher Hinsicht neuartiges Osteosyntheseverfahren gegenüberzustellen und die jeweiligen Möglichkeiten und Indikationen gegeneinander abzuwägen. Das von der Schweizerischen Arbeitsgemeinschaft für Osteosynthesefragen (AO) entwickelte Instrumentarium wurde in der handchirurgischen Abteilung der Chirurgischen Univ.-Klinik München und später in der Chirurgischen

Universitätsklinik Tübingen während sieben Jahren experimentell und klinisch geprüft. Wir überblicken jetzt über 200 eigene nach den Prinzipien der AO durchgeführte Kleinfragmentosteosynthesen. Die Diskussion der erzielten Resultate basiert auf den Angaben der Literatur, eigener an einem großen Krankengut gewonnener Erfahrung sowie auf den Ergebnissen eigener experimenteller Untersuchungen.

B. Möglichkeiten handchirurgischer Osteosynthesen

I. Die Markraumschienung ("intramedullary pinning")

1. Der Bohrdraht nach Kirschner

Als Weiterentwicklung der von CODIVILLA (1903), STEINMANN (1907) und KLAPP
(1913) angegebenen Extensionsverfahren entstand der Kirschner-Draht (1927). Die

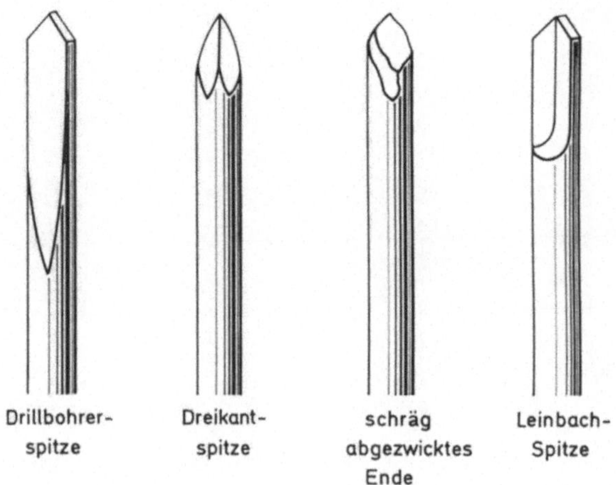

Abb. 1. Einige der gebräuchlichen Bohrdrahtspitzen
(nach R. STRELI)

Anwendung des Kirschner-„Pins" als Osteosynthesemittel in der Handchirurgie geht
auf ISELIN u. BUNNELL (1952) zurück.

Material: Verwendet wird ein rostfreier Stahldraht von 1,0 mm bis 1,5 mm Stärke.
Die Spitze wird entweder durch schräges Abzwicken hergestellt oder es werden
Bohrdrähte mit fabrikmäßig vorgefertigter Spitze benutzt (STRELI) (s. Abb. 1).

Indikationen: Im Laufe der letzten 20 Jahre wurde von zahlreichen Autoren eine
Reihe von Osteosynthesemöglichkeiten unter Verwendung des Kirschner-Bohr-
drahtes angegeben.

a) Bei offenen Frakturen (gute Stabilisierung fördert die Wundheilung, mindert das
Infektionsrisiko und erleichtert die Versorgung begleitender Weichteilverletzungen).

b) Bei konservativ nicht reponierbaren und schlecht retinierbaren geschlossenen Frakturen und Luxationen (dislozierte Schräg- und Querbrüche der Grundglieder, die zur
Instabilität neigenden Frakturen der als Kantenknochen besonders gefährdeten Mittelhandknochen II und V, multiple Mittelhandknochenbrüche, gelenknahe oder intraartikuläre
Brüche).

c) Bei geschlossenen Frakturen mit begleitenden Sehnen-, Band- oder Nervenver-
letzungen (sekundäre Wiederherstellung eher möglich als bei äußerer Fixation).

d) Bei Pseudarthrosen, in Fehlstellung verheilten Knochenbrüchen und der Behandlung von Knochendefekten durch Spanimplantation.

e) Bei Arthrodesen funktionsuntüchtiger Gelenke nach Trauma und Infekt sowie bei rheumatischer Degeneration.

f) Bei irreponiblen oder veralteten Bennett-Frakturen, oder falls bevorzugt, bei der primär offenen Reposition der Bennettschen Fraktur (GEDDA u. MOBERG; ISELIN).

g) Bei der Fingerauswechslung, beim operativen Daumenersatz (HILGENFELDT), bei der Korrektur angeborener Fehlbildungen.

Technik: Zahlreiche Autoren haben sich mit der Markraumdrahtung und der Spickdrahtosteosynthese beschäftigt. Im folgenden seien einige der typischen Applikationsarten angeführt:

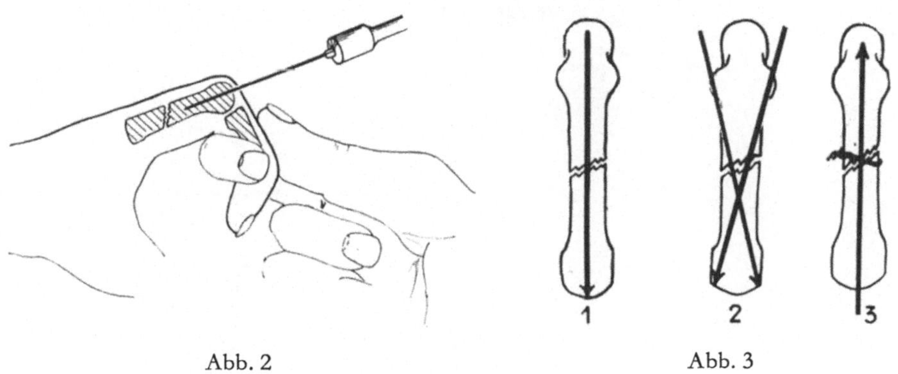

<table>
<tr><td>Abb. 2</td><td>Abb. 3</td></tr>
</table>

Abb. 2. Einführung des Bohrdrahtes (aus J. GOSSET)

Abb. 3. *1* Axialer Bohrdraht, *2* gekreuzte Bohrdrähte, *3* axialer Bohrdraht und Cerclage (aus J. GOSSET)

Geschlossene Reposition bei geschlossenen Frakturen. In maximaler Beugung des Grund- oder Mittelgelenkes wird der Draht vom Köpfchen aus nach proximal in den Grundglied- oder Metakarpalschaft eingeführt (s. Abb. 2). In der Regel wird ein einzelner im Markraum axial gelegener Draht bevorzugt (BOEHLER, BOYES, BUNNELL, BUTLER, CLARKSON, ENDER, FLYNN, GOSSET, ISELIN, JONASCH, LANGE, LITTLER, MOBERG, PULVERTAFT, SCHINK, STRUPPLER, TROJAN, WITT, ZRUBECKY, u. a.).

Eine schräge Lage des Bohrdrahtes im Schaft wird von FLATT, PRATT und VOM SAAL als günstigste Stabilisierungsmöglichkeit angesehen.

Bei den zu Dislokationen neigenden Schräg-, Spiral- und Querbrüchen können mit Vorteil zwei gekreuzte oder zueinander schräg verlaufende „pins" verwendet werden (BOEHLER, BUNNELL, ENDER, GOSSET, JONASCH, PULVERTAFT, STRELI, ZRUBECKY) [Abb. 3 (2)].

VOM SAAL ist der Ansicht, daß Schrägfrakturen der Fingerglieder nicht durch Markraumdrahtung versorgt werden können. Da es unmöglich sei, einen „pin" zu verwenden, der die Markhöhle vollständig ausfülle, sei das Repositionsergebnis nicht zu halten.

Zum Problem der gekreuzten Bohrdrähte führte BLOCK aus, daß diese besser in zueinander schrägliegenden Ebenen eingeführt werden sollten, da die meist im Bruchspalt gelegene Kreuzung der „pins" eine Rotationsinstabilität mit sich bringe.

FLATT, PULVERTAFT u. a. empfehlen, den Bohrdraht bei geschlossener Reposition vom Köpfchen nach proximal zu führen bis er in der Höhe der Basis die Haut dorsal durchdringt und ihn dann von proximal zurückzuziehen bis er im Köpfchen verschwindet (Abb. 4).

Zahlreiche Autoren bevorzugen die Stabilisierung bei offener Reposition. Hierbei wird der Bohrdraht vom Frakturspalt in der Markhöhle nach proximal geführt bis er

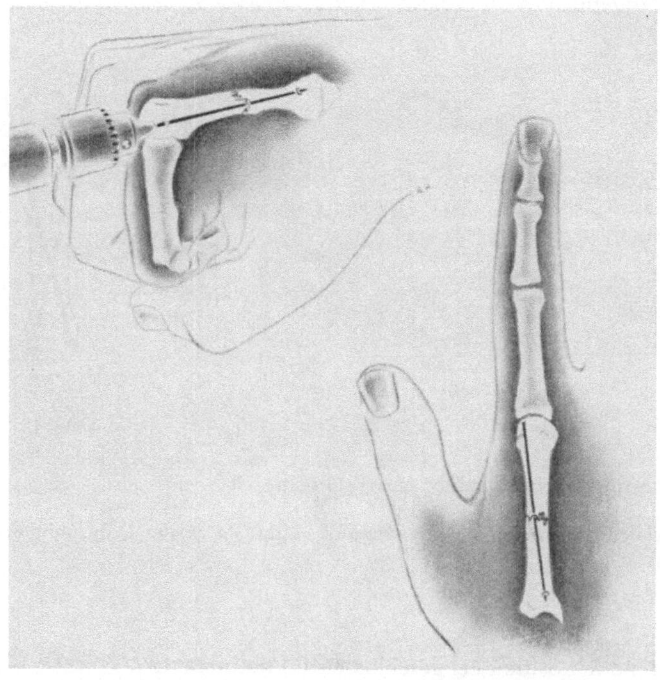

Abb. 4. Intramedullär schräge Lage des Bohrdrahtes (aus A. E. FLATT)

in der Gegend der Basis die Haut durchdringt. Nach erfolgter Reposition wird der Kirschner-Draht von proximal her in das distale Fragment vorgetrieben (HUGH-SMITH (Abb. 5a u. b).

Eine ähnliche Technik wird von ISELIN u. VOM SAAL angegeben. Diese Autoren führen den „pin" vom Frakturspalt in der Markhöhle nach distal bis er radialseitig aus dem Köpfchen tritt. Nach erfolgter Reposition wird der Bohrdraht von distal in das proximale Fragment vorgetrieben (Abb. 6).

Beide Verfahren haben den Nachteil, daß der Abschnitt des „pins", welcher durch die Haut nach außen geführt worden ist, zumindest teilweise wieder in die Markhöhle zurückverlagert wird. Bei der Versorgung offener Frakturen wird z. T. die primäre percutane Fixation in geschlossener Wunde (ZRUBECKY u. a.), z. T. die

percutane Fixation bei abgeheilter Wunde (ENDER) durchgeführt. Bei der Bohrdraht-
stabilisierung von Schrägfrakturen empfehlen einige Autoren zwei parallel gerichtete
„pins" schräg durch den Frakturspalt zu legen. Frakturen mit Gelenkbeteiligung oder
intraartikuläre Frakturen werden mit einem Bohrdraht an den Schaft fixiert (Abb. 7).

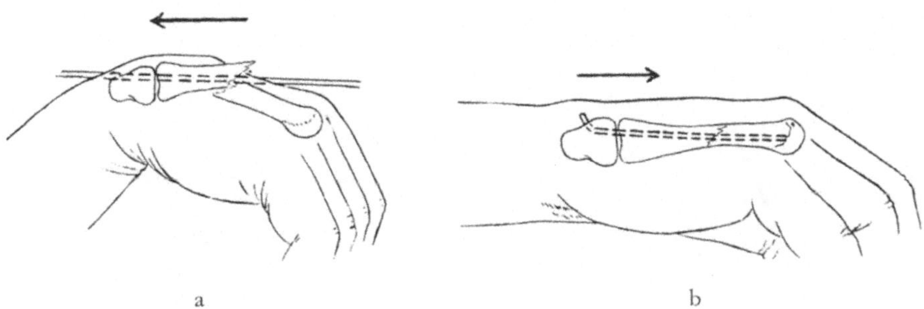

Abb. 5a u. b. Offene Reposition nach HUGH-SMITH (nach G. BRANDT aus BREITNER)

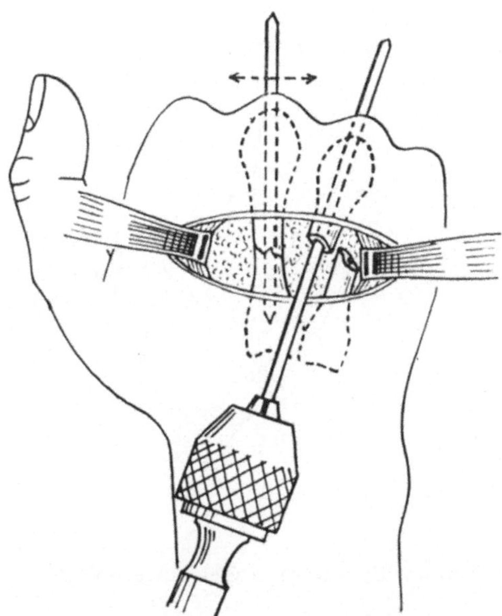

Abb. 6. Offene Reposition nach ISELIN
(aus ISELIN)

Bei Schrägbrüchen der Mittelhandknochen werden die benachbarten unverletzten Mittelhandknochen mitgefaßt (BOYES, BRANDT, BUNNELL, ENDER, GOSSET,
STRUPPLER, u. a.). Dies geschieht meist so, daß zwei Bohrdrähte in einem divergieren-
den Winkel quer zur Schaftachse geführt werden, wobei sie den Bruchspalt nicht
immer berühren (BOYES, BRANDT, BUNNELL, FLATT, HOWARD, PRATT, STRUPPLER;
Abb. 8).

Parallelführung von zwei „pins" quer zur Achse der Mittelhandknochen wird gleichfalls angegeben (BRANDT, STRELI, TROJAN u. a.; Abb. 9b).

Bei Serienfrakturen der Mittelhandknochen genügt nach BOEHLER die Fixation des 2. und 5. Mittelhandknochens, da diese als Schienung für den 3. und 4. Mittelhandknochen angesehen werden können. Auch die Fixation mit schräg zur Achse

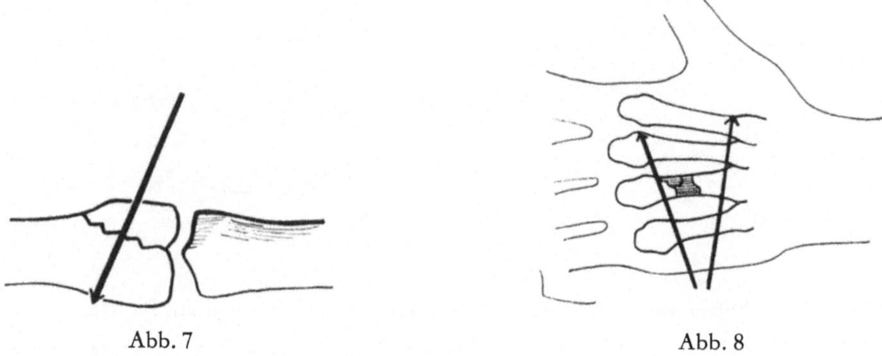

Abb. 7   Abb. 8

Abb. 7. Fixation intrakondylärer Frakturen (aus GOSSET)

Abb. 8. Doppeldrahtfixation der Metakarpalfraktur (aus J. GOSSET)

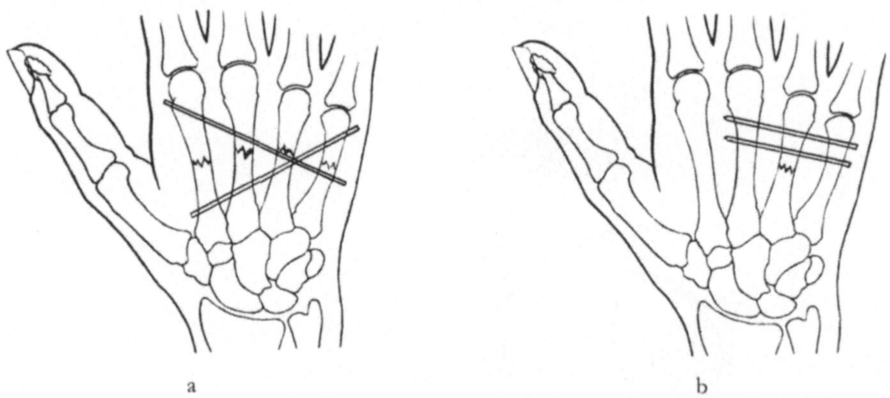

a   b

Abb. 9a u. b. Doppeldrahtfixation (nach BRANDT aus BREITNER). a Gekreuzte Bohrdrähte, b parallele Bohrdrähte

gekreuzten „pins" wird angegeben (Abb. 9a). Andere Autoren (CLARKSON) betonen wiederum, daß bei Serienbrüchen der Mittelhandknochen nur durch die axiale und quere Drahtung eine ausreichende Stabilisierung und die Erhaltung des Handgewölbes gewährleistet sei. Dieses Vorgehen entspricht der von BERKMAN u. MILES angegebenen Methode, bei der zwei oder drei Bohrdrähte rechtwinklig zueinander durch zwei oder drei Mittelhandknochen geführt werden (BOYES, BUNNELL, FLATT; Abb. 10).

Die Fixierung von Knochenimplantaten bei der Überbrückung von Defekten der Mittelhandknochen, bei der Transplantat und benachbarte Mittelhandknochen durch quer zur Achse geführte Bohrdrähte gefaßt werden, wurde erstmals von GRAHAM u. RIORDAN angegeben (Abb. 11).

Wie variabel die Führung und Position der Bohrdrähte bei den einzelnen Autoren auch sein mögen, so bevorzugen doch fast alle der zitierten eine subcutane Lage der Drahtenden zur Vermeidung von Infekten. Auf die bei der Bohrdrahtfixation

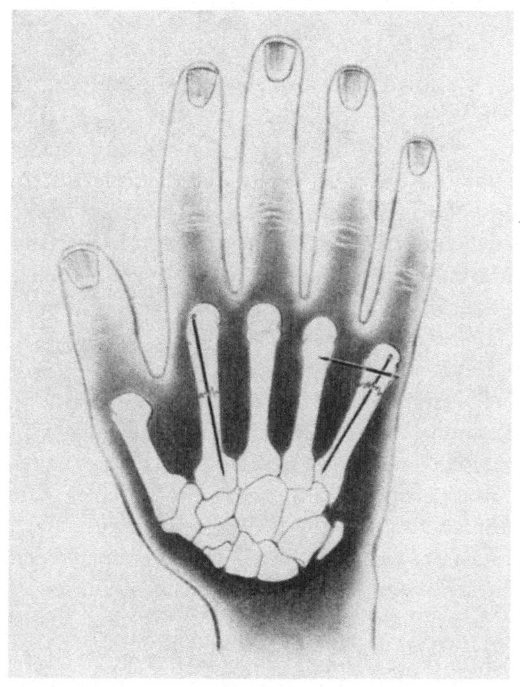

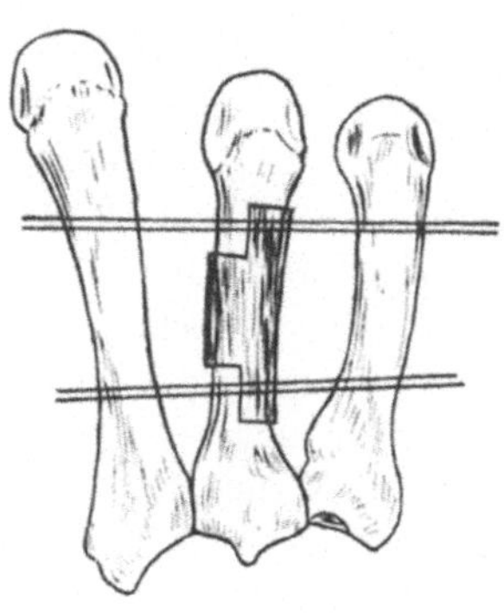

Abb. 10   Abb. 11

Abb. 10. Fixation des Metakarpale V nach BERKMAN u. MILES (aus A. E. FLATT)

Abb. 11. Stabilisierung von Knochentransplantaten nach GRAHAM u. RIORDAN

möglichen Komplikationen hat vor allem FLYNN hingewiesen. Er sieht mit Besorgnis das enorme Ansteigen der Kirschner-Drahtstabilisierungen in den letzten Jahren. BOYES, BUNNELL, FLATT u. a. halten die Markdrahtung nur dann für gerechtfertigt, wenn sie bei gegebener Indikation mit exakter Technik und unter aseptischen Operationsbedingungen durchgeführt werden. Bohrdrähte, die länger als 4 Wochen belassen werden müssen, stellen insbesondere wenn sie das Hautniveau überragen oder unzureichend mit Haut abgedeckt sind, eine große Infektionsgefahr dar.

Als Antrieb für das Einbringen der Bohrdrähte in den Knochen fand lange Zeit ein zahnärztlicher Bohrmotor (z. B. Lentodrill) Verwendung. Da durch die hohe Drehzahl dieses Gerätes sehr oft Hitzeschäden und Nekrosen an Knochen und Gewebe entstanden, werden heute mit Vorteil preßluftgetriebene Bohrpistolen benutzt, deren Tourenzahl sich durch Fingerdruck erheblich besser dosieren läßt.

Außer BUNNELL u. BOYES, die bei der Stabilisierung nach BERKMAN u. MILES auf eine äußere Fixation verzichten zu können glauben, halten fast alle genannten Autoren eine äußere Ruhigstellung durch Gips bzw. Schienung für ratsam oder notwendig. Die Angaben über die Dauer der Ruhigstellung schwanken bei Frakturen der Mittelhandknochen zwischen 2 und 6 Wochen, bei Frakturen der Fingerglieder zwischen 4 und 12 Wochen. Die Bohrdrähte werden nach dem vermutlichen Eintritt der bindegewebigen Frakturfixation, d. h. nach 2 bis 3 Wochen oder am Ende ungestörter Konsolidierung nach 4 bis 6 Wochen entfernt.

2. Die Marknagelung nach Küntscher

Im Jahre 1939 konnte KÜNTSCHER über erste Erfahrungen mit der Markraumschienung berichten. Die Küntscher-Nagelung, die über viele Jahre das stabilste Osteosyntheseverfahren für die langen Röhrenknochen war, fand auch Eingang in die Unfallchirurgie der Hand. Es ist einleuchtend, daß sich mit dem flachen und relativ breiten Nagel, der formschlüssig die Markhöhle ausfüllen soll, eine bessere Stabilität erreichen läßt als mit einem axial im Markraum liegenden drehrunden Bohrdraht. Die Markraumschienung mit dem Küntscher-Nagel wurde vor allem für die Versorgung von Serienbrüchen der Mittelhandknochen angegeben.

Technik: KÜNTSCHER selbst hat die Nagelung der Metakarpalien und Phalangen von proximal beschrieben. Andere Autoren bevorzugen jedoch die Nagelung von distal. Hierbei wird das Metakarpalköpfchen nach Längsincision des Streckapparates freigelegt. Bei maximal gebeugtem Grundgelenk wird zunächst die Einschlagstelle für den Nagel dicht proximal des Köpfchens mit dem Pfriem vorgebohrt. Nach offener oder geschlossener Reposition wird der Nagel von distal nach proximal in den Markraum eingeschlagen. Falls die weiteste Stelle des Markraums unter 3 mm mißt, hält KÜNTSCHER das Aufbohren der Markhöhle für angezeigt. Als Nachteil dieser Methode wird die Schädigung des Grundgelenkes bzw. der zugehörigen Streckaponeurose angesehen, die oft nicht zu vermeiden ist, da der Nagel in unmittelbarer Nachbarschaft des Gelenkes eingeschlagen wird.

3. Der Rush-„pin"

1955 veröffentlichte L. RUSH sein Verfahren der intramedullären Stabilisierung mit elastischer Dreipunktfixation. RUSH selbst sieht eine gute Verwendung seines Verfahrens in der Handchirurgie vor allem bei der Versorgung offener Frakturen und dislozierter Mittelhandbrüche.

Material: Rostfreier Stahl. Stärke des „pins" für handchirurgische Verwendung 2,3 mm.

Technik: Von einer kleinen Incision wird die Basis eines Mittelhandknochens von dorsal aufgesucht. Die Einschlagöffnung wird in der Längsachse des Knochens aufgebohrt. Der „pin" wird mit Vorteil geschränkt, so daß Spitze und Haken in derselben Richtung gekrümmt sind. Nach Einschlagen des „pins" bis zur Frakturstelle folgt die geschlossene oder offene Reposition. Sodann wird der Rush-pin vollends eingetrieben bis die Spitze fest im distalen Fragment sitzt. Bei guter Schränkung läßt sich mit diesem Verfahren die volare Abwinkelung der subkapitalen Metakarpalfrakturen gut korrigieren, da die „pin"-Spitze das kleine distale Fragment nach dorsal anhebt. Eine gewisse Rotationsinstabilität des Köpfchenfragmentes verbleibt allerdings. Am häufigsten wird der „pin" bei Frakturen der als Kantenknochen besonders gefährdeten 2. und 5. Mittelhandknochen verwendet. Mitunter sieht man fälschlich von distal eingeschlagene „pins". Bei geringer Schränkung läßt sich das Repositionsergebnis auf diese Weise nicht halten und die volare Abwinkelung bleibt bestehen (Abb. 12).

Das gleiche gilt für unzureichend geschränkte „pins", die von der Basis eingeschlagen wurden. Im allgemeinen ist postoperativ sofortige Übungsbehandlung möglich. Trotz exakter Technik ist jedoch Pseudarthrosenbildung relativ häufig.

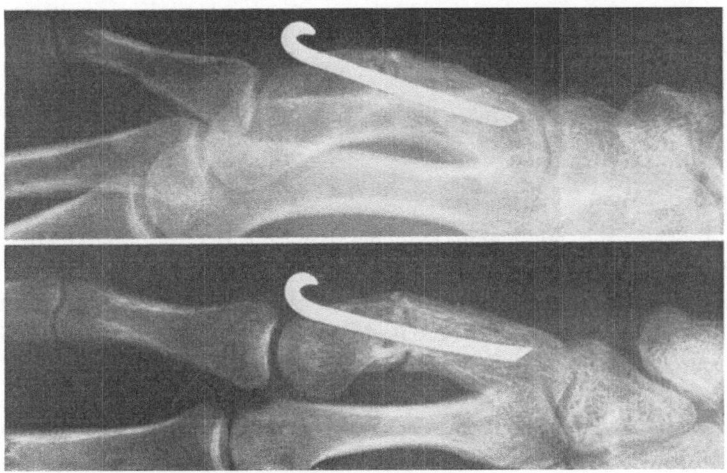

Abb. 12. Rush-,,pin" von distal mit Fehlstellung

4. Die Markschraubung nach Kolbe

STRUPPLER u. STADER berichten über eine Anzahl von Fällen, in denen die für die Befestigung der Laneschen Platten handelsüblichen Schrauben zur intramedullären Fixierung von Mittelhandknochen benutzt wurden. Die Methode wird vor allem für die Versorgung von Querfrakturen des Schaftes angegeben.

Technik: Die an beiden Enden zugespitzte Schraube, der zuvor der Kopf abgezwickt wurde, wird zunächst etwa zur Hälfte in die Markhöhle des proximalen Fragmentes eingeschraubt. Nach Abwinkelung des distalen Fragmentes und Zug am zugehörigen Finger wird das periphere Bruchstück auf das aus der Markhöhle des proximalen Fragmentes herausragende Schraubenende gestülpt. Stauchung der Fraktur wird als vorteilhaft erachtet. Ruhigstellung mit bis zum Endgelenk reichender volarer Gipsschiene wird für 4 Wochen als notwendig angesehen. Als Nachteil wird empfunden, daß die in den Markraum eingebrachte Schraube nicht mehr entfernt werden kann.

5. Markraumstift nach Asal

Speziell gefertigte halbspitze flache Metallstifte aus rostfreiem Stahl, die in gewünschter Länge abgezwickt werden können, wurden angegeben. Nach Ansicht von STRUPPLER ergeben die flachen Markstifte, die einer Verdrehung entgegenwirken können, da sie eine gewisse Breite haben, einen besseren Halt als ein einzelner longitudinal in der Markhöhle gelegener drehrunder Kirschner-Draht.

Technik: Die Nagelung erfolgt von peripher dorsal nach proximal durch das Grundgelenk.

Nachteil: Schädigung der knorpeligen Gelenkfläche und des Kapsel-Bandapparates.

6. Die Knochenbolzung

Seit den Arbeiten von LEXER unterscheidet man drei typische Anwendungsmöglichkeiten des Knochenspans:

a) die innere Bolzung,

b) die äußere Schienung und

c) die Verriegelung.

Für die Frakturstabilisierung sei auf die Möglichkeit der Markraumbolzung mit einem „Streichholzspan" hingewiesen. Vor allem bei Splitterbrüchen der Schäfte ist die innere Schienung mit einem Knochenspan mit Erfolg durchgeführt worden (Abb. 13 u. 14).

Bei der Pseudarthrosenbehandlung wird ein „Streichholzspan" zur Überbrückung in ein maßgerecht vorbereitetes Bett tischlermäßig eingepaßt. Da bei der Frakturstabilisierung vor allem die Stabilität des Spans bis zur Knochenheilung genutzt werden soll, kann Bankspan Verwendung finden (u. a. der stabilere amerikanische Span: Bo-plant/Squibb). Für die Behandlung der Pseudarthrosen wird dem autologen Span wegen seiner höheren biologischen Aktivität der Vorrang gegeben.

II. Drahtnaht und Cerclage

Die Geschichte der Drahtnaht ist mit den Namen LAMBOTTE, LEJARS und MAGNUS verknüpft. Nachdem zu Beginn die halboffenen Methoden (LAMBOTTE, MAGNUS) im Vordergrund standen, setzte sich die unter die Haut versenkte Drahtumschlingung (KÖNIG, LEXER, SOMMER) immer mehr durch.

Für die Handchirurgie gaben KEY u. CONWELL (1942) eine Abwandlung der Knochennaht zur Versorgung von Metakarpalfrakturen an. Hierbei wurde nicht Draht sondern Chromcatgut durch kleine Bohrlöcher um den Knochen geführt.

Die Drahtumschlingung findet heute vor allem noch bei der Versorgung von Schrägfrakturen der Mittelhandknochen und der Phalangen Verwendung (Abb. 15).

Wie bereits von LEXER angegeben, kann die Drahtnaht zur zusätzlichen „äußeren" Befestigung implantierter Knochenspäne dienen.

Insbesondere BOEHLER und seine Schule (ENDER, JONASCH, TROJAN) sind für die Drahtumschlingung bei der Versorgung von Schräg- und Spiralbrüchen der Mittelhandknochen eingetreten, da sie diese für ein äußerst schonendes Osteosyntheseverfahren halten. Bei subkapitalen Querbrüchen lassen sich Drahtnaht und Bohrdrahtfixation mit Vorteil kombinieren (Abb. 16).

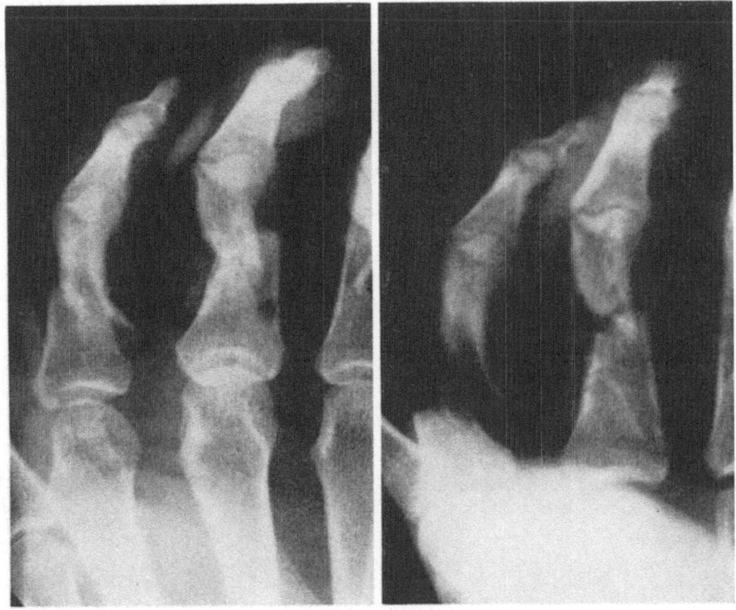

Abb. 13. Schwere Kreissägeverletzung mit offenen Grundgliedfrakturen und zahlreichen Begleitverletzungen

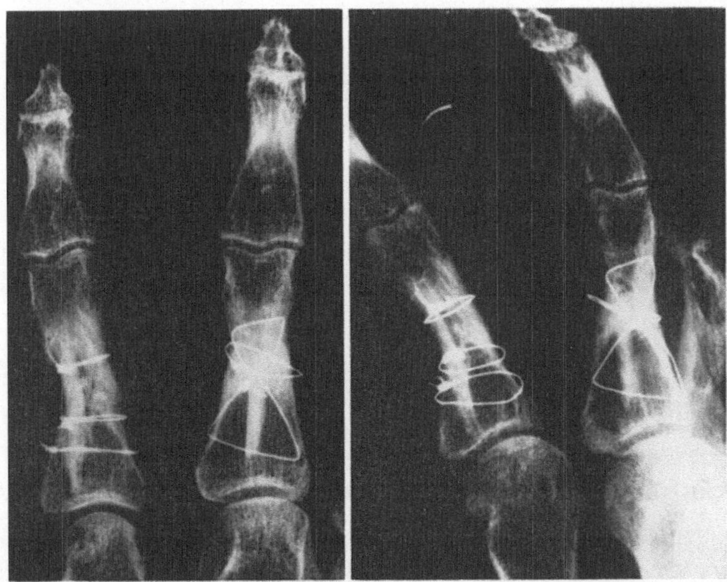

Abb. 14. Abschluß der Knochenheilung nach Versorgung mit innerer Bolzung und Cerclage

Bei der Verwendung von Cerclagen zur Stabilisierung von Fingergliedbrüchen sind alle Autoren sehr zurückhaltend. JONASCH hält die operative Versorgung von Phalangealfrakturen durch zwei Drahtschlingen nach erfolgloser konservativer Reposition nur bei Verletzten bis zum Alter von 30 Jahren für angezeigt.

GOSSET u. a. haben wiederholt darauf hingewiesen, daß durch Drahtumschlingungen an den Fingergliedern insbesondere die beugeseitig gelegenen Strukturen geschädigt werden können (Abb. 17).

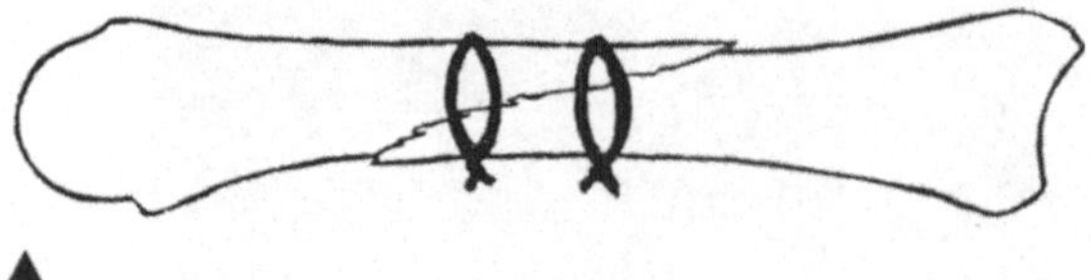

Abb. 15. Doppelcerclage bei Schrägbrüchen (nach BRANDT aus BREITNER)

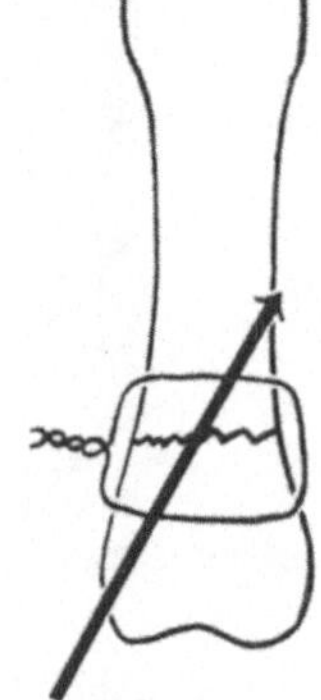

Abb. 16. Drahtnaht und Bohrdrahtfixation (aus J. GOSSET)

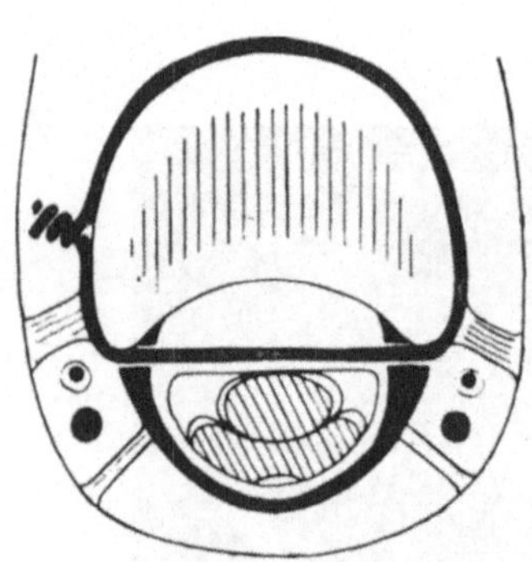

Abb. 17. Gefahren der Cerclage an den Fingergliedern (aus J. GOSSET)

Alle Autoren halten eine zusätzliche Ruhigstellung im Gips für 4 bis 6 Wochen für notwendig.

III. Kleinfragment-Osteosynthesen nach dem Prinzip der AO

Eine echte postoperative Übungsstabilität wie sie in der Traumatologie und Wiederherstellungschirurgie der langen Röhrenknochen inzwischen selbstverständlich geworden ist war für den Handchirurgen mit den herkömmlichen Osteosyntheseverfahren nur selten erreichbar. Keine der bisher üblichen und oben beschriebenen Methoden der äußeren und inneren Knochenstabilisation gewährleistet eine sichere

Retention der Fragmente und erlaubt gleichzeitig volle aktive Bewegung. (Eine Ausnahme stellen vielleicht die Markraumschienungen mit Rush-„pin" oder Küntscher-Nagel in günstig gelagerten Fällen dar.)

Jeder Chirurg, der Handverletzungen behandelt, findet häufig bestätigt, daß ein großer Teil der posttraumatischen und postoperativen Gelenksteifen nicht allein von einer direkten Schädigung der fein abgestimmten Funktionssysteme bewirkt wird. Bei einwandfreier Versorgung einer Fraktur oder einer Osteotomie ist sicher ein Teil der zu beobachtenden Funktionsschäden auf die oft für einen längeren Zeitraum unumgängliche äußere Ruhigstellung zurückzuführen.

Das hier vorgestellte Instrumentarium der Schweizerischen Arbeitsgemeinschaft für Osteosynthesefragen (AO) entstand aus dem Wunsch, auch für den Handchirurgen eine Stabilisationsmöglichkeit zu schaffen, die ihm *volle postoperative Übungsstabilität* gewährleistet. Durch die unmittelbar postoperativ mögliche Frühmobilisation und frühestmögliche volle aktive Funktion aller Gelenke sollen Schrumpfungen des Kapsel-Bandapparates und Atrophien der Binnenmuskulatur verhindert werden, um auf diese Weise die von Bunnell als „notwendiges Übel" apostrophierten Gelenksteifen zu vermindern oder zu vermeiden.

1. Instrumentarium

Wie das von der Schweizerischen Arbeitsgemeinschaft für Osteosynthesefragen (AO) entwickelte Instrumentarium für die operative Knochenbruchbehandlung an den großen Röhrenknochen und an der Hüfte ist auch das Kleinfragmentinstrumentarium aus rostfreiem V_4A-Stahl hergestellt.

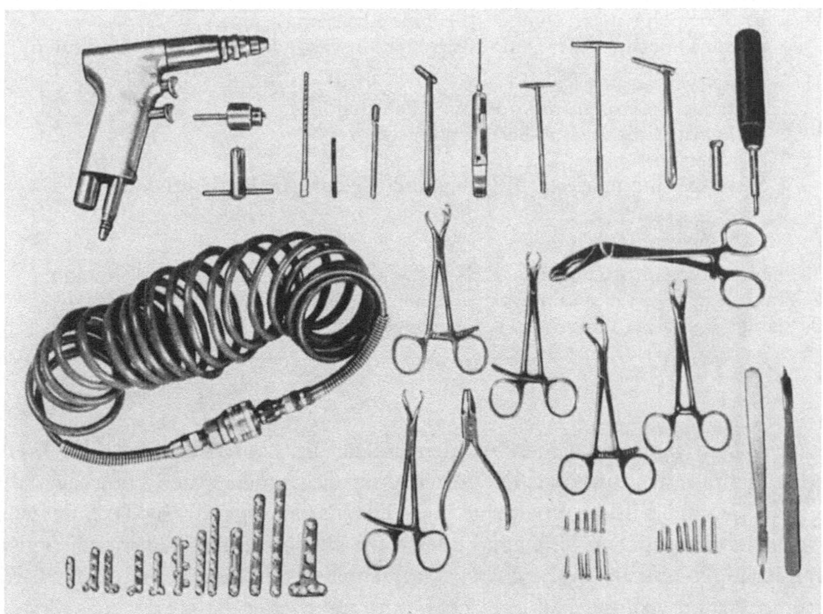

Abb. 18. Die wesentlichen Bestandteile des Kleinfragmentinstrumentariums

Abb. 18 zeigt überblickartig die wesentlichen Bestandteile des neuen Instrumentariums. Im oberen Bildanteil erkennt man von links nach rechts die preßluftgetriebene (vor- und rückläufige) Bohrpistole, Bohrköpfe mit 2,0 und 2,7 mm ⌀, ein Meßgerät zur Bestimmung von Bohrlochtiefe und Schraubenlänge, Gewindeschneider mit 2,7 und 3,5 mm ⌀, eine Gewebeschutzhülse und einen Schraubenzieher für Kreuzschlitzschrauben (Philipskopf). Der untere Bildabschnitt zeigt den Preßluftschlauch, einige Zangen zur vorübergehenden Knochen- und Plattenfixation, Hohmann-Hebel sowie verschiedene Platten- und Schraubentypen.

2. Indikationen

Klare Indikationsstellungen müssen festgelegt werden, wenn Mißerfolge bei der Durchführung dieser neuartigen Kleinfragmentosteosynthesen und unangemessener

Tabelle 1. *Die Hauptindikationen der AO-Osteosynthesen*

A. Traumatologie

    I. Primärversorgung
       1. Offene Frakturen
          a) insbesondere jene mit großen Knochendefekten
          b) Kombinationsverletzungen
             z. B. Frühmobilisierung nach Abschluß der Sehnenheilung
             z. B. zur Vorbereitung der Sekundärversorgung von Sehnen oder Nerven vor Abschluß der Knochenheilung
       2. Geschlossene Frakturen
          a) ohne Sehnenverletzungen (Frühmobilisierung)
          b) mit schlechtem Repositionsergebnis (insbesondere Grundgliedfrakturen)
    II. Sekundärversorgung
       1. Instabile Frakturen (mit und ohne Fehlstellung)
       2. In Fehlstellung konsolidierte Frakturen
       3. Pseudarthrosen
       4. Stabilisierung infizierter Knochen und Gelenke (z. B. Arthrodesen)

B. Wiederherstellungschirurgie

       1. Stabilisierung posttraumatischer Knochendefekte mit Knochenimplantation
       2. Fingertransposition und operativer Daumenersatz (HILGENFELDT)
       3. Stabilisierung bei tumorösen Knochendefekten

---

operativer Aufwand vermieden werden sollen. Im Laufe von mehr als 7 Jahren wurden Hauptindikationen für die Anwendung des neuen Osteosyntheseverfahrens ausgearbeitet und kritisch überprüft. Die Details der operativen Technik wurden festgelegt und erprobt. Grundlage bildeten die aus jetzt über 200 handchirurgischen Stabilisierungen und aus zahlreichen experimentellen Situationen mit dem neuartigen Instrumentarium gewonnenen klinischen und praktischen Erfahrungen.

In Tabelle 1 sind die typischen Indikationen aus der Traumatologie und Wiederherstellungschirurgie der Hand tabellarisch zusammengefaßt. Auch in Zukunft und gerade bei Anwendung eines wie hier relativ aufwendigen Osteosyntheseverfahrens wird der Chirurg in jedem individuellen Falle den Frakturtyp, Größe und Form der Knochenfragmente oder die günstige Lage einer beabsichtigten Osteosynthese kritisch prüfen müssen, ehe er entscheiden kann, ob eine solche Kleinfragment-osteosynthese an Hand oder Fingern durchgeführt werden sollte oder nicht. Er muß gleichfalls in jedem Einzelfall entscheiden, ob Knochenstabilisation und frühe aktive Gelenkfunktion im Mittelpunkt seines Behandlungsplans stehen sollen oder ob in besonders gelagerten Fällen eine geringere Stabilisierung oder eine äußere Fixation ausreichend sein kann. Die sinnvolle und technisch korrekte Durchführung einer AO-Osteosynthese an der Hand ist von drei wesentlichen Voraussetzungen abhängig:

a) Fragmentgröße und Fragmentform

Da der Gewindedurchmesser der in der Hauptsache zu verwendenden Schrauben 2,7 mm beträgt, müssen die Fragmente ausreichend groß und günstig ge-

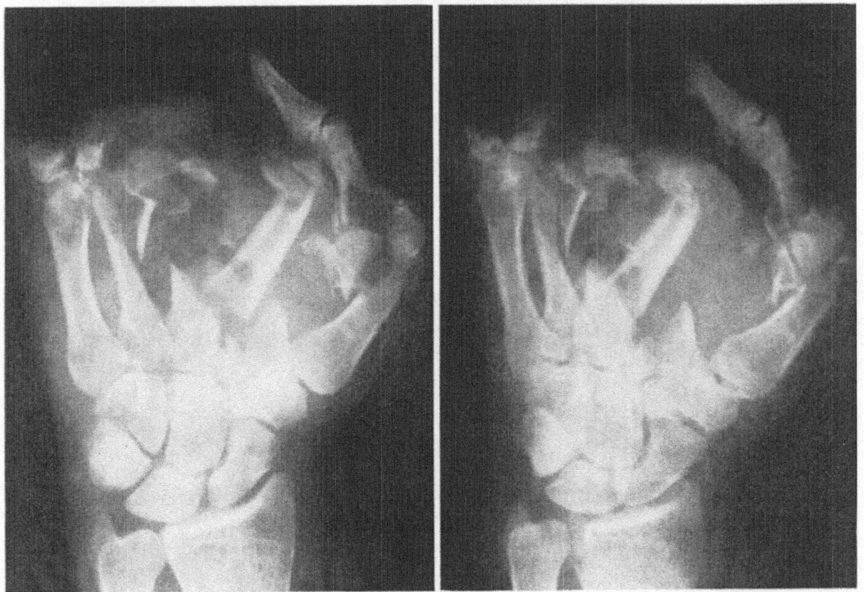

Abb. 19. Schwere Kreissägeverletzung mit Amputation aller Finger, Teilamputation der Mittelhand, offener Trümmerfraktur des Daumengrundgelenkes und ausgedehnten Weichteildefekten. Das Unfallröntgenbild läßt die Vielzahl kleiner Fragmente erkennen. Eine Verschraubung ist hier nicht angezeigt

formt sein, damit eine gute Stabilität erzielt werden kann. Sind zahlreiche kleine Fragmente vorhanden, sollte besser auf den altgewohnten Kirschner-Draht zurückgegriffen werden (Abb. 19—21).

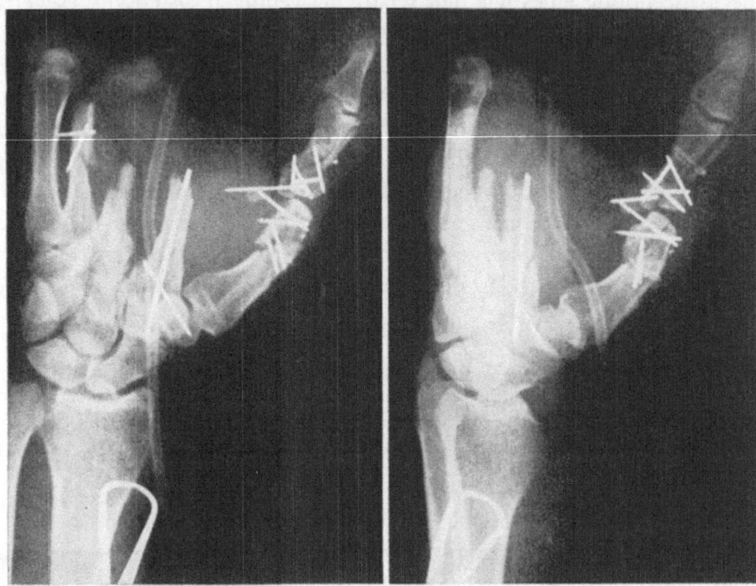

Abb. 20. Stabilisierung mit Kirschner-Bohrdrähten und Knochenbolzung am Stumpf des Metakarpale II

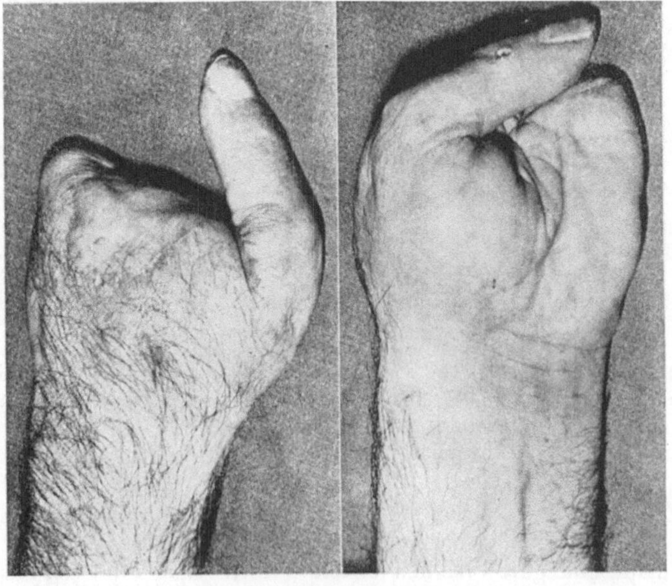

Abb. 21. Funktionsbild bei Abschluß der Behandlung

b) Fragmentstabilität

Die Stabilität der Osteosynthese wird zu einem großen Teil bestimmt durch die Stabilität der beteiligten Fragmente und der zur Verfügung stehenden Corticalis, die den Gewindedruck bzw. den Gewindezug auszuhalten hat.

c) Frakturlokalisation

Gemeinsam mit Fragmentgröße und Fragmentform bestimmt die Frakturlokalisation die Art der Osteosynthese bzw. die Form der zu verwendenden Platte. Intraartikuläre Frakturen eignen sich nur sehr selten zur Verschraubung. Um ausreichende Stabilität zu erreichen, sollten in jedem Hauptfragment einer Grundphalanx zwei Corticalisschrauben und in jedem Haupfragment eines Mittelhandknochens drei Corticalisschrauben plaziert werden können.

3. Technik

Auch bei gegebener Indikation sollte eine „Kleinfragment"-Osteosynthese nach dem Prinzip der AO nur dann durchgeführt werden, wenn ihre technisch korrekte Ausführung und handchirurgisches Vorgehen mit geringster Traumatisierung gewährleistet sind. Die Bedingungen eines aseptischen Operationssaales sind Voraussetzung. Der Eingriff wird in Blutleere durchgeführt.

Im folgenden soll eine AO-Osteosynthese an der Hand in ihrem technischen Ablauf dargestellt werden.

a) Zugangswege

Die Zugangswege für AO-Osteosynthesen an der Hand müssen bewährten handchirurgischen Prinzipien Rechnung tragen, sollen aber gleichzeitig eine übersichtliche Darstellung ermöglichen und genügend Raum für das Einbringen der Platte bieten. In einem gesonderten Abschnitt werden die günstigsten Zugangswege typischer AO-Osteosynthesen an Mittelhand und Fingern im einzelnen dargestellt.

b) Reposition der Fraktur und temporäre Fixation von Fraktur und Platte

Nach manueller oder instrumenteller Reposition der Fraktur werden die zuvor in Längsrichtung incidierten Strecksehnenzügel mit feinen Nervenhäkchen zur Seite gehalten. Es folgt die Inspektion und Beurteilung der Frakturlage und der Fragmentgröße. Anschließend wird die entsprechende Platte ausgewählt und probeweise angelegt. Die vorgesehene Platte wird nun mit einer kleinen Verbrugge-Zange am Knochen fixiert. Auf diese Weise wird verhindert, daß die Fragmente nach volar oder dorsal abkippen[1].

c) Bohren der Schraubenlöcher

Nachdem die endgültige Plattenlage bestimmt ist, werden die Schraubenlöcher mit der preßluftgetriebenen Bohrpistole und einem Bohrer von 2 mm Durchmesser durch die Schraubenlöcher der Platte hindurch gebohrt (Abb. 22).

---

[1] Die bisher zur Plattenfixation verfügbaren Zangen und Klemmen bieten noch keine ideale Lösung für alle Situationen, da Schädigungen der lateralen und volaren Strukturen an den Fingergliedern möglich sind, sofern nicht mit äußerster Sorgfalt vorgegangen wird.

Bei Frakturen an Mittelhandknochen und Fingergliedern ist eine interfragmentäre Kompression in axialer Richtung, etwa durch eine Spannvorrichtung, aus anatomischen Gründen nicht zu erreichen und wie wir auf Grund unserer klinischen und experimentellen Erfahrungen feststellen können, auch nicht erforderlich. Ausreichende Preßkraft im Bruchspalt kann erzielt werden, wenn die Schrauben am Plattenende in axialer Richtung schräg eingeführt werden oder besser, durch exzentrische Führung der Schrauben in den Schraubenlöchern der Platte (Abb. 23 u. 24). (Eine weitere Verbesserung der axialen Kompression läßt sich möglicherweise durch selbstspannende DCP-Platten erzielen, welche z. Z. noch experimentell geprüft werden.)

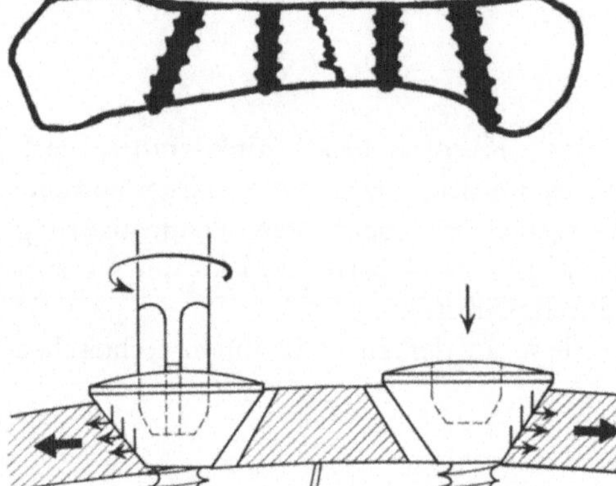

Abb. 23. Schräges Einbringen der endständigen Schrauben zur Schaffung einer axialen Kompression

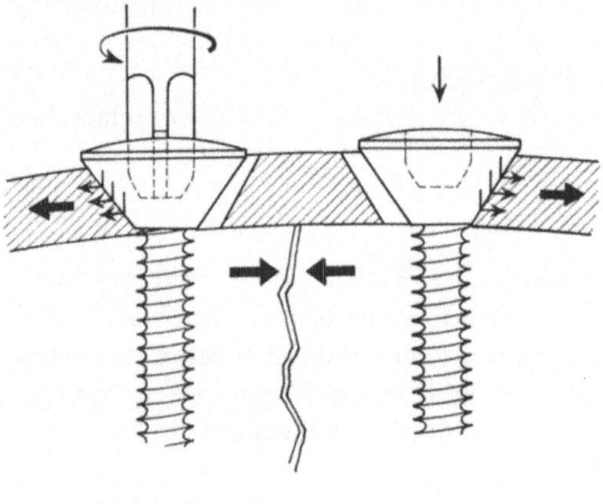

Abb. 24. Schaffung einer axialen Preßkraft durch exzentrische Schraubenführung

In der Diskussion der bisherigen experimentellen und klinischen Ergebnisse wird dieses Problem noch einmal aufgegriffen werden. Beim Bohren des Schraubenloches sollten hohe Drehzahlen und größerer Bohrdruck vermieden werden, damit Hitzeschäden und zusätzliche Fragmentbrüche verhindert werden. Vor allem die gegenseitige Corticalis sollte mit niedriger Drehzahl durchbohrt werden, damit die Bohrerspitze unmittelbar nach Durchdringen der Corticalis zurückgezogen werden kann und Beugesehnen wie Sehnengleitlager nicht verletzt werden.

d) Messen der Bohrlochtiefe

Das speziell konstruierte Meßgerät wird in das Bohrloch eingeführt und ein an der Spitze angebrachtes Häkchen in der gegenseitigen Corticalisöffnung festgehakt. Die notwendige Schraubenlänge kann eingestellt und auf der Meßskala abgelesen werden (Abb. 25). Die Bohrlochmessung sollte grundsätzlich vor dem Schneiden des Gewindes durchgeführt werden, um das Gewinde im Knochen nicht zu beschädigen.

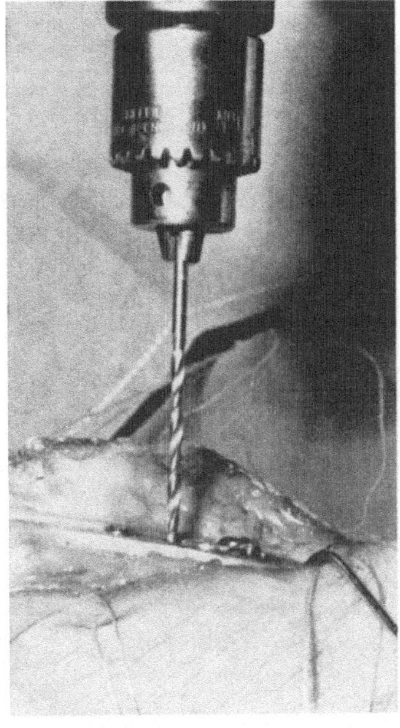

Abb. 22. Bohren der Schraubenlöcher (⌀ 2 mm)

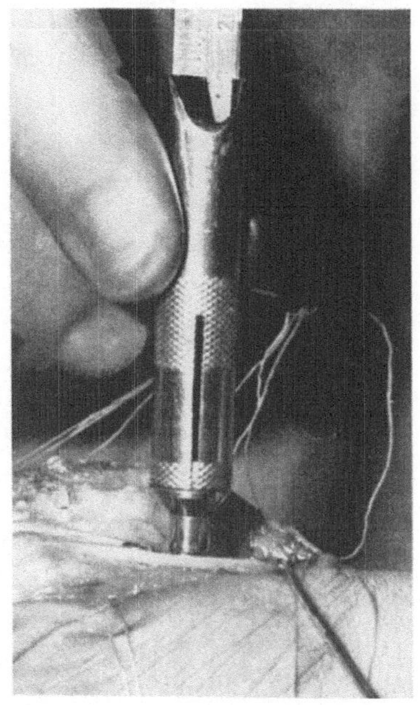

Abb. 25. Messen der Bohrlochtiefe zur
Bestimmung der Schraubenlänge

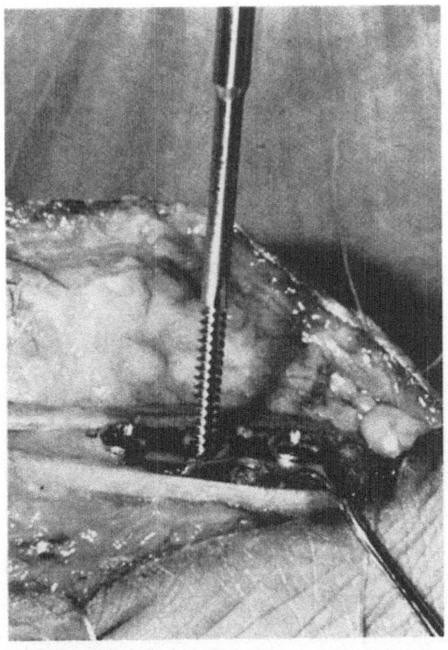

Abb. 26. Schneiden des Gewindes
(⌀ 2,7 mm)

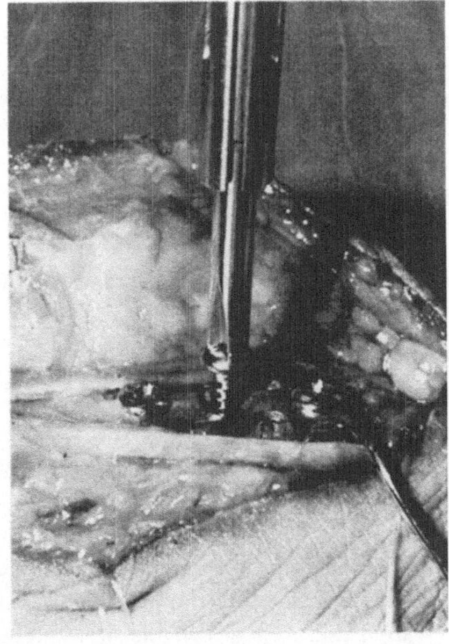

Abb. 27. Verschraubung

e) Schneiden des Gewindes

Der Kern der zur Plattenfixation verwendeten kleinen Corticalisschrauben hat einen Durchmesser von 2 mm, das Gewinde mißt in seinem ganzen Durchmesser 2,7 mm. Das sägeblattartige Gewindeprofil ist so geschnitten, daß die Gewindeseite, die auf Druck beansprucht wird, nahezu senkrecht zur Schraubenachse steht. Damit sich die Schraube fest in beiden Corticales verankern kann und spätere Schraubenlockerungen vermieden werden, sollte das Gewinde mit besonderer Sorgfalt geschnitten werden (Abb. 26).

f) Einführen der Schrauben

Nachdem zuvor die notwendige Schraubenlänge durch Messung ermittelt wurde, wird nun die ausgewählte Schraube mit Hilfe des Schraubenziehers langsam angezogen. Eine Klemmhülse, die gleichzeitig als Gewebschutzhülse dient, erleichtert das Fassen der Schraube mit dem Schraubenzieher (Abb. 27).

Erst wenn alle Schrauben versenkt sind, werden sie vollends angezogen. Es ist immer wieder erstaunlich, wie fest der Schraubensitz in der intakten Corticalis eines Mittelhandknochens oder Fingergliedes ist.

g) Röntgenkontrolle

Eine intraoperative Röntgenkontrolle in zwei Ebenen sollte in keinem Fall versäumt werden, damit eine zu lange Schraube noch rechtzeitig ausgetauscht werden kann. Die Schrauben sollten in der Regel (insbesondere an den Fingergliedern) höchstens eine halbe Gewindetour über die Gegencorticalis hinausragen.

h) Wundverschluß

Bei gutem Sitz aller Schrauben werden der seitliche und der mittlere Streckzügel durch einige feine Supramidnähte wieder vereinigt. Der Eingriff wird nach Öffnen der Blutsperre, sorgfältiger Blutstillung und exaktem Wundverschluß beendet. Ein leichter Schutzverband oder ein elastischer Verband wird angelegt. Bei richtiger Indikation und technisch exakt durchgeführter Osteosynthese erübrigt sich jede äußere Ruhigstellung.

4. Die Zugangswege typischer AO-Osteosynthesen an Mittelhand und Fingergliedern

a) Mittelhandknochen

aa) Der erste Mittelhandknochen wird von einem mittseitlichen Schnitt aus angegangen, der proximal bogenförmig über das Daumensattelgelenk nach dorsal und distal rechtwinklig über das Grundgelenk nach dorsal geführt wird. Die Sehnen des M. extensor poll. longus und des M. extensor poll. brevis bzw. des M. abductor pollicis werden mit feinen Nervenhaken zur Seite gehalten. Handelt es sich um eine subkapitale Fraktur in Grundgelenknähe, müssen die beiden Sehnen unter Umständen durch eine Längsincision getrennt werden (Abb. 28).

ab) Frakturen des 2. bis 4. Mittelhandknochens werden mit Hilfe eines längsgerichteten etwa S-förmigen Schnittes vom Handrücken her aufgesucht. Der frakturierte Mittelhandknochen kann ohne Schwierigkeit zwischen zwei Strecksehnen dar-

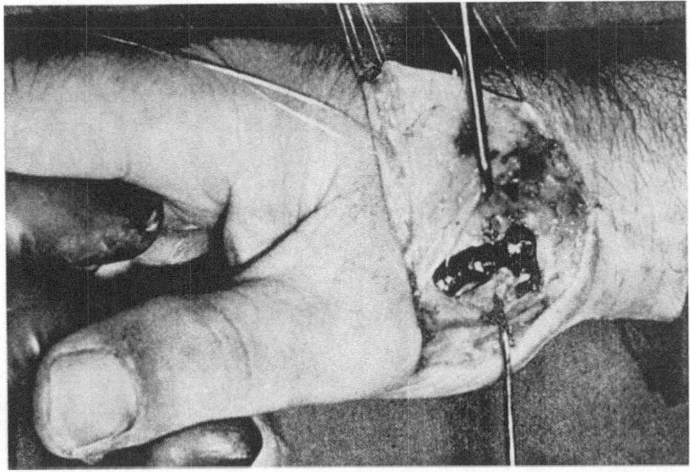

Abb. 28. Die fixierte Platte in situ

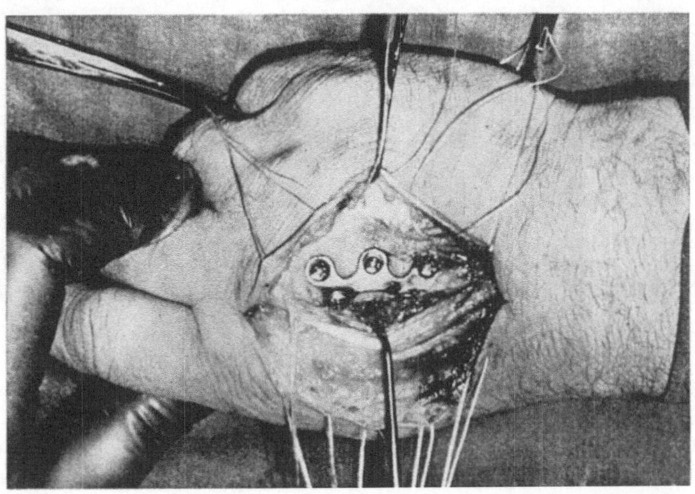

Abb. 29. Die fixierte Mehrfragmentplatte in situ

gestellt werden. Bei grundgelenknahen Frakturen ist es mitunter notwendig, einen der benachbarten Connexus intertendinei längszuspalten. Er wird mit Haltefäden markiert und am Ende der Operation mit zwei oder drei feinen Supramideinzelnähten versorgt (Abb. 29).

ac) Der 5. Mittelhandknochen kann mit einem ellenseitigen Handkantenschnitt freigelegt werden, der nach distal bogenförmig über das Grundgelenk (für die subkapitalen Frakturen) und nach proximal bogenförmig zur Handwurzel erweitert werden kann.

b) Grundglieder von Daumen und Fingern

ba) Das Daumengrundglied wird von einem mittseitlichen und speichenseitig gelegenen Längsschnitt freigelegt, der distal über das Endgelenk und proximal über
das Grundgelenk geführt wird, so daß die Haut türflügelartig nach dorsal aufgeklappt
werden kann. Bei gelenknahen Frakturen erleichtert mitunter eine Verlängerung der
seitlichen Längsincision über Grund- oder Endgelenk hinaus den Zugang. Bei Basisfrakturen müssen die Sehnen des M. extensor poll. longus und des M. extensor poll.
brevis mitunter durch Längsincisionen voneinander getrennt werden.

bb) Frakturen der Fingerglieder werden von einem mittseitlichen Längsschnitt
aus angegangen. Bei Grundgliedfrakturen der Finger wird der seitliche Streckzügel

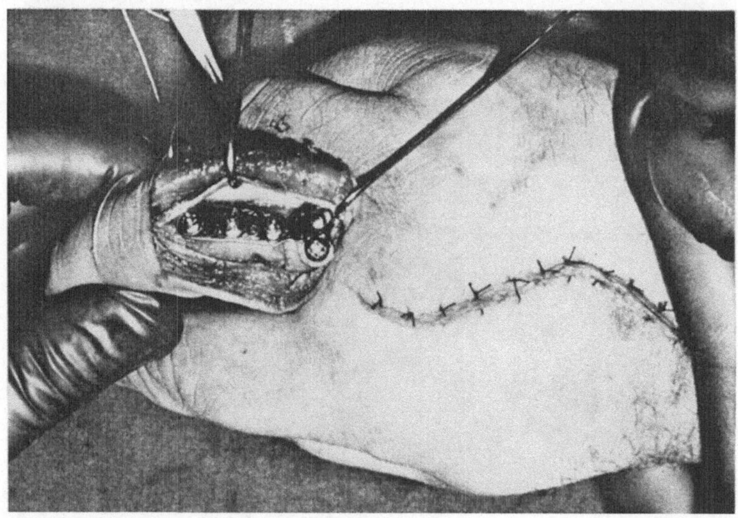

Abb. 30. Die fixierte T-Platte in situ

in Längsrichtung von der Strecksehne abgespalten. Dieser Zugang ist vorteilhafter
als der im angelsächsischen Schrifttum häufig angegebene, bei welchem der Tractus
intermedius der Dorsalaponeurose längsgespalten wird. Da die Platte streckseitig am
Knochen fixiert wird, kann durch das seitliche Eingehen vermieden werden, daß
Schraubenköpfe und Strecksehnennaht direkt übereinander liegen.

5. Materialentfernung

Das bei der Osteosynthese eingebrachte Fremdmaterial sollte nach Abschluß der
Knochenheilung wieder entfernt werden.

Bislang wurde das Osteosynthesematerial in der Regel mindestens $^1/_2$ Jahr und
längstens ein ganzes Jahr belassen. Allerdings kann es mitunter äußerst schwierig
sein, den Patienten die Notwendigkeit der Materialentfernung verständlich zu
machen, da sie sich durch das „implantierte" Metall in keiner Weise behindert
fühlen und eine neuerliche Arbeitsunterbrechung fürchten.

Die operative Technik der Exstirpation des Fremdmaterials ist dieselbe wie bei der voraufgegangenen Osteosynthese. Blutleere, handchirurgisches Vorgehen und atraumatische Technik sind in gleicher Weise Bedingung wie beim Primäreingriff, wenn unnötige Schäden vermieden werden sollen.

Zu der Frage, wieweit die nach Abschluß der Knochenheilung notwendige Materialentfernung als Nachteil dieser Methode empfunden werden muß, wird im Rahmen der Diskussion Stellung genommen.

C. Experimentelle Druck- und Stabilitätsprüfungen mit dem Kleinfragmentinstrumentarium der AO

Das Kleinfragmentinstrumentarium der Schweizerischen Arbeitsgemeinschaft für Osteosynthesefragen (AO) wurde entwickelt in dem Bestreben, auch für die Wiederherstellung des Handskelets eine Stabilisationsmöglichkeit zu schaffen, welche volle postoperative Übungsstabilität gewährleistet. Durch Frühmobilisation und frühestmögliche aktive Funktion der kleinen Gelenke sollen Schrumpfungen und Kontrakturen des Begleitgewebes (Kapsel-Bandapparat), Atrophien der Binnenmuskulatur wie posttraumatische und postoperative Gelenksteifen vermindert oder vermieden werden.

Durch experimentelle Prüfung in Modellversuchen sollten die seinerzeit während mehr als 4 Jahren an über 100 Kleinfragmentosteosynthesen gesammelten klinischen Erfahrungen belegt und gedeutet werden.

Die spezielle Aufgabenstellung zur experimentellen Prüfung des klinisch entwickelten und erprobten Osteosyntheseverfahrens lautete daher:

1. Welche Preßkraft vermögen die Schrauben („Kleinfragmentschraube" — ⌀ 2,7 mm —, die „kleine Spongiosaschraube" — ⌀ 4,0 mm — und die „Kleinstfragmentschraube" — ⌀ 2,0 mm — zu erzeugen.

2. Welche Bewegungen treten im Bruchspalt (Osteotomiespalt) eines Mittelhandknochens auf, der durch Kleinfragmentosteosynthese stabilisiert wurde?

   a) Beim Greifen bzw. Schließen der Faust (Volarflexion),
   b) beim Öffnen der Faust gegen Widerstand (Dorsalflexion),
   c) bei Drehbelastung des Knochens (Torsion).

Die Untersuchungen wurden durchgeführt an zunächst tiefgefrorenen und anschließend kurzzeitig in physiologischer Kochsalzlösung aufbewahrten Mittelhandknochen Unfalltoter.

I. Messung der maximalen Schraubenkraft

1. Allgemeines

Zur Messung der von einer Schraube erzeugten Preßkraft wurde ein Kleindynamometer mit Dehnungsmeßstreifen als aktivem Element gebaut (Abb. 31), dessen elektrische Ausgangsspannung ein Maß für die Schraubenkraft darstellt. Diese Sonderanfertigung wurde notwendig, da keine geeigneten und hinreichend kleinen, d. h. den anatomischen Gegebenheiten des Handskelets angemessenen Kraftmeßglieder im Handel zur Verfügung standen.

Die eigens konstruierte Schraubenlastmeßzelle (Abb. 31) zeigte bei den Eichversuchen eine Genauigkeit von ± 3%, was als hinreichend genau anzusehen ist. Voraussetzung ist allerdings eine sorgfältige Lasteinleitung in das Meßelement, die mit Hilfe eines Axialkugellagers und spezieller Beilagscheiben erreicht wurde.

Bei der Messung maximal erreichbarer Schraubenkräfte wurde die Schraube so lange angezogen, bis das Gewinde ausriß. Die so gewonnenen Werte sind Grenzwerte und darum vor Übertragung in die Praxis in dreierlei Hinsicht zu korrigieren.

a) Sie sind um Sicherheitsfaktoren zu ermäßigen, weil das Gewinde halten und nicht ausreißen soll. (Hier ist allerdings festzuhalten, daß die Schrauben über das

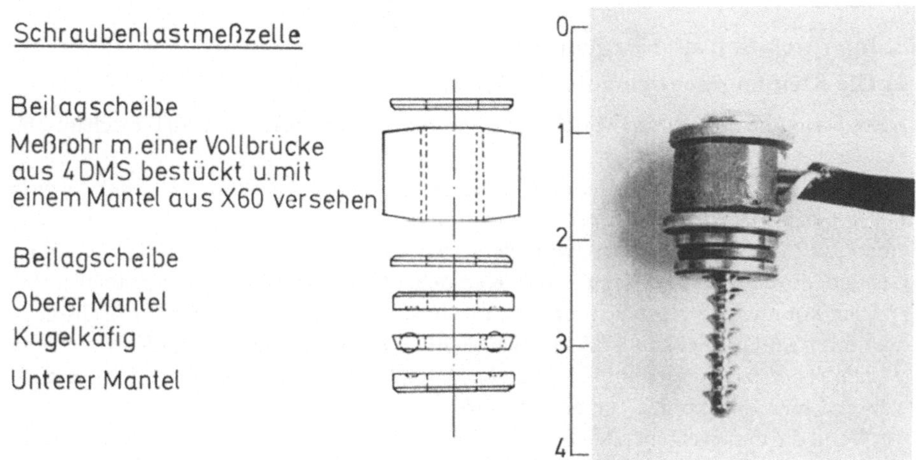

Abb. 31. Schraubenlastmeßzelle und Kleindynamometer zur Messung der Schraubenpreßkraft

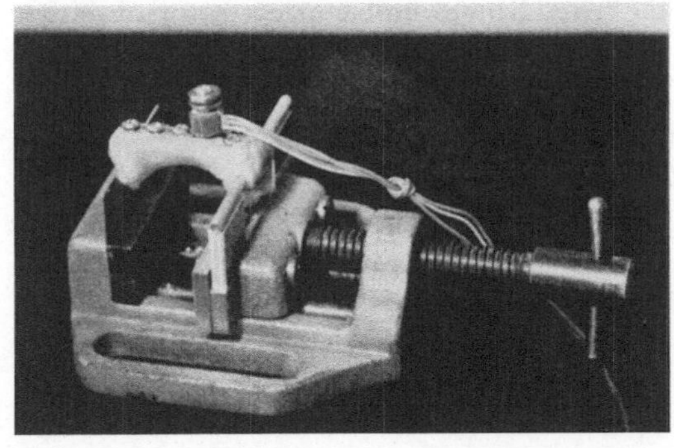

Abb. 32. Versuchsaufbau zur Messung der Schraubenpreßkraft

intraoperativ übliche und mögliche Maß hinaus angezogen wurden und darüber hinaus dem vitalen Knochen eine wesentlich höhere Festigkeit zuzusprechen ist als dem tiefgefrorenen, spröden Leichenknochen).

b) Für die individuellen Unterschiede auf Grund unterschiedlicher Knochenbeschaffenheit (Lebensalter des Verletzten, Fragmentgröße, Alter der Fraktur usw.) ist ein weiterer Sicherheitsfaktor einzuführen.

c) Die gemessenen Grenzwerte sind nur dann sinnvoll zu interpretieren, wenn sie auf die Dicke der Corticalis bezogen werden, in der das Schraubengewinde Halt findet (auch hier bestehen deutliche individuelle Unterschiede).

Das Meßergebnis wird demgemäß angegeben als maximale Preßkraft/mm Corticalisdicke. Der Versuchsaufbau zur Messung der Schraubenpreßkraft ist dargestellt in Abb. 32. (Bei den Originalversuchen wurde die Messung direkt an der Corticalis durchgeführt ohne Zwischenschaltung einer Platte.)

2. Interpretation und Ergebnisse

a) Die Kleinfragmentschraube (⌀ 2,7 mm)

Diese Schraube erreicht im Mittel 17,8 kp/mm Corticalisdicke, ohne daß mechanische Schwierigkeiten auftraten.

Vergleicht man diese Ergebnisse mit denen, die KILBOURNE u. PAUL mit der von LYON, COCHRAN u. SMITH beschriebenen Methode (Ausreißen der Schrauben mittels eines Extraktors) und einer vergleichbaren Schraube (Bohrung etwa 2,0 mm, Gewindedurchmesser 2,3 mm) am Kaninchenfemur und an der Kaninchentibia erzielen konnten, so zeigt sich, daß die maximal erzielbare Kraft/mm² Corticalisdicke dort mit 13,6 kg, hier mit 17,8 kg, also deutlich erhöht gemessen wurde.

Die Scherspannungen im Knochen betrugen bei KILBOURNE u. PAUL 1,8 kp/mm², während hier 1,43 kp/mm² gemessen wurden.

Wenn die in den eigenen Untersuchungen gewonnenen Meßwerte für die maximale Kraft und die Scherspannung im Knochen die von KILBOURNE u. PAUL gefundenen Werte nicht ganz erreichten, so findet dies z. T. seine Erklärung darin, daß die amerikanischen Autoren ihre Werte am vitalen („fresh") Kaninchenknochen gewannen und, im Gegensatz zu dem hier geübten Vorgehen, die Gewinde im Knochen nicht vorgeschnitten wurden. Aus den von PERREN, WAGNER u. a. am großen Röhrenknochen durchgeführten Untersuchungen wissen wir, daß ohne Vorschnitt des Gewindes durch das sich einpressende Schraubengewinde zunächst größere Kräfte auf den Knochen einwirken, die jedoch infolge der entstehenden Knochenschädigung wie der geringeren Tragfläche im Knochen rasch abfallen und zur Schraubenlockerung führen, während bei sorgfältigem Vorschneiden des Gewindes die Kräfte über lange Zeiträume nur allmählich abfallen (PERREN), da der lasttragende Knochen bis unmittelbar an die Schraube heran vital bleibt (WAGNER).

Die Flächenpressungen wurden bei unseren Untersuchungen mit 3 kp/mm² gemessen, während die entsprechenden Angaben bei KILBOURNE u. PAUL 3,2 kp/mm² verzeichnenen.

In Anbetracht der Schwierigkeiten bei der genauen Abgrenzung der tragenden Corticalisschicht, ist die Übereinstimmung der Werte als ausgezeichnet anzusehen.

b) Die kleine Spongiosaschraube (⌀ 4,0 mm)

Die Messungen mit der kleinen Spongioschraube, die jetzt einen Gewindedurchmesser von 4,0 mm aufweist, und nicht mehr wie früher einen dem zugehörigen Gewindeschneider identischen Durchmesser von 3,5 mm besitzt, erwiesen sich als äußerst schwierig.

In unserer ersten Versuchsserie erreichte die kleine Spongiosaschraube in einem Fall 55 kp/mm² Corticalisdicke. In allen anderen Fällen traten mechanische Schwierigkelten auf, die es verhinderten, die Schraube voll bzw. bis zum Ausreißen des Gewindes anzuziehen. (Ähnliche Erfahrungen haben wir seit Abänderung der Schraube und fehlender Anpassung des Gewindeschneiders bei der klinischen Anwendung der Schraube sowohl am Handskelet als auch bei Versorgung bestimmter Malleolarfrakturen machen müssen.) In einer späteren Versuchsreihe wurde der Gewindeschneider dem Gewindedurchmesser ($\varnothing$ 4,0 mm) angepaßt. Nunmehr fand sich ein linearer Mittelwert der Schraubentragkraft von 33,5 kp/mm² Corticalisdicke. Außer der allein aus biomechanischen Gründen zu fordernden Anpassung des Gewindeschneiders an den Gewindedurchmesser der Schraube, muß auf Grund unserer klinischen wie experimentellen Erfahrungen mit der kleinen 4,0-Spongiosaschraube festgestellt werden, daß der Effekt dieser Schraube erheblich gesteigert werden könnte, wenn der Kopf mit einem Innensechskant statt mit einem Kreuzschlitz ausgestattet würde. Das Festfressen der Schrauben (durch erhöhte Scherspannung im Knochen) wie das Ausreißen des Kreuzschlitzes durch notwendig erhöhten Druck beim Einschrauben wäre dann vermeidbar (Entsprechende Untersuchungen mit abgeändertem Schraubenkopf werden z. Z. durchgeführt.)

c) Die „Kleinstfragmentschraube" ($\varnothing$ 2,0 mm)

Bei Stabilisierungen mit der „Kleinstfragmentschraube" sollen beide Corticales mit einem 1,4 mm-Bohrkopf gebohrt und das Gewinde mit 2,0 mm Durchmesser geschnitten werden. Der lineare Mittelwert der Schraubentragkraft lag bei unseren Untersuchungen mit diesem Schraubentyp mit 7,4 kp/mm² Corticalisdicke erwartungsgemäß unter den für die kleine Spongiosaschraube ($\varnothing$ 4,0 mm) und die Kleinfragmentschraube ($\varnothing$ 2,7 mm) gefundenen Werten.

II. Messung der Bewegung am Bruchspalt

1. Allgemeine Vorbemerkungen

Aus den mannigfaltigen Frakturformen wurde als Modellfall für die experimentelle Prüfung der Querbruch in Schaftmitte gewählt, der durch eine Sägeosteotomie simuliert wurde. Entsprechend unserer Forderung, daß zur übungsstabilen Osteosynthese einer Metakarpalfraktur, wenn immer möglich, drei Schrauben in jedem Fragment plaziert werden sollten, wurde der osteotomierte Mittelhandknochen mit einer 6-Loch-Platte stabilisiert.

Die im Experiment gegebene Situation ist für die Stabilisierung wesentlich ungünstiger als die ohnehin ungünstige identische klinische Fraktursituation, da die Möglichkeit der Fragmentverzahnung wie der zusätzliche Halt durch Weichteilmantel und Nachbarknochen wegfallen.

2. Belastung des Knochens beim Faustschluß (Volarflexion)

Die Fingergrundgelenke werden fast ausschließlich mittelbar bewegt, da keiner der bei dieser Funktion beteiligten Muskeln direkt am Metakarpale angreift. Der tiefe Fingerbeuger und, weniger effektiv, der oberflächliche Fingerbeuger, im Widerspiel mit den Fingerstreckern sind die aktiven Komponenten bei der Beugung in den Fingergrundgelenken. Die Beugewirkung des tiefen und des oberflächlichen Finger-

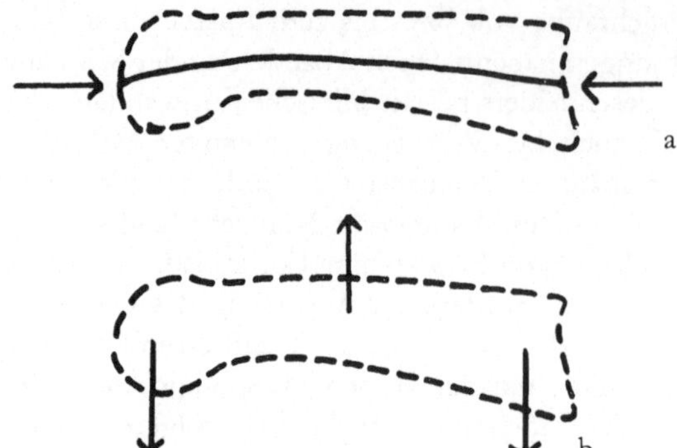

Abb. 33. a Umriß eines Mittelhandknochens mit Darstellung der elastischen Achse. b Belastungskräfte
und Belastungsrichtung bei Volarreflexion

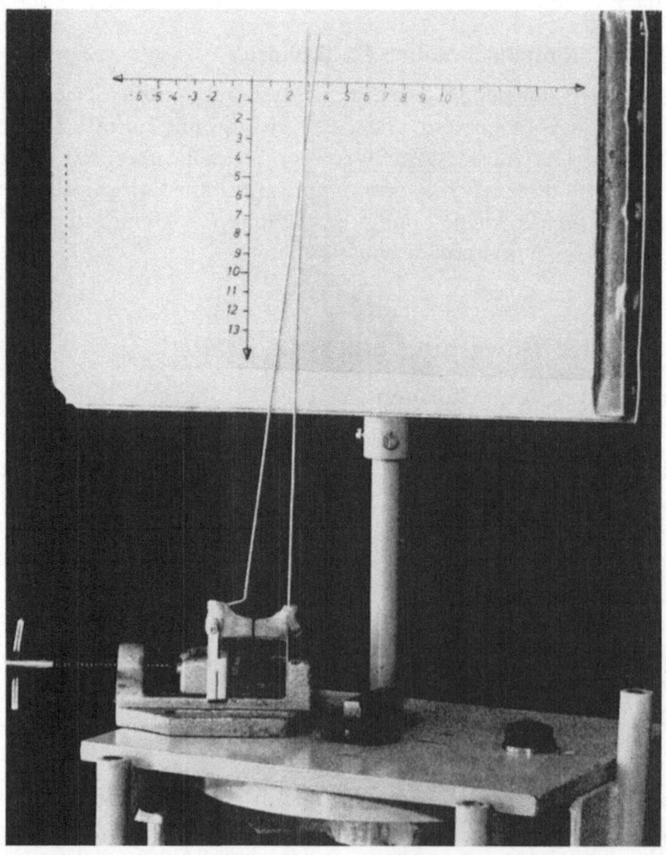

Abb. 34. Übersicht über den Versuchsaufbau zur Messung der Biegesteife. Die Platte liegt
auf der Zugseite, schwach erkennbar die Belastung durch Seilschlinge. Im oberen Teil das
Zeigersystem mit mm-Raster und Hilfsskalen

beugers auf das Grundgelenk wird mittelbar durch die Sehnenscheide auf das Grundglied übertragen. Darüber hinaus beugen im Grundgelenk die Binnenmuskeln der
Hand (Mm. lumbricales, Mm. interossei volares und dorsales), da ihre Sehnen volar
der Flexionsachse der Grundgelenke liegen. Angriffspunkte der bei der Beugung
wirksamen Kräfte sind Köpfchen (Zug) und Basis (Gegenzug durch karpometa-
karpale Bandfixation) des Mittelhandknochens. Infolge der physiologischen Biegung
des Knochens entsteht so ein Biegemoment im Schaft sowie eine Preßkraft im Bruchspalt.

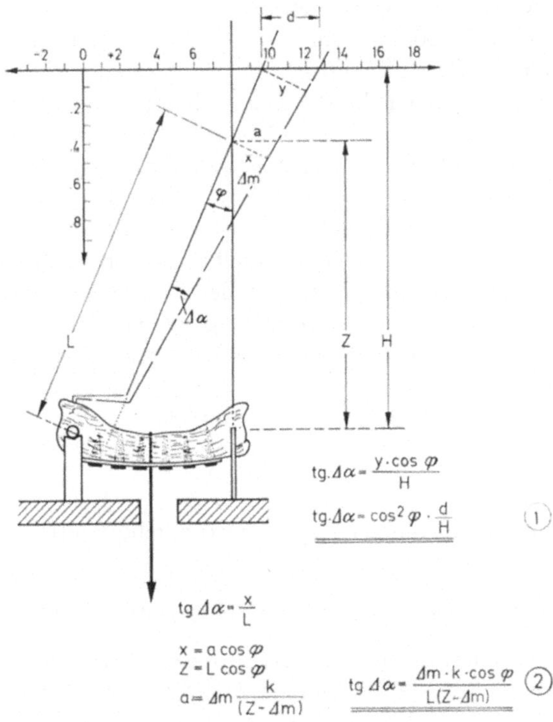

Abb. 35. Meßmethode zur Bestimmung der Verbiegung des belasteten Knochens wie der
Nachgiebigkeit des durch Osteosynthese stabilisierten Knochens

Abb. 33a zeigt den Umriß eines Mittelhandknochens und dessen elastische Achse.

In Abb. 33b sind die gewählten Belastungskräfte (Volarflexion) dargestellt. Es
ist unschwer erkennbar, daß durch die an Köpfchen und Basis angreifenden Kräfte
auf die Schaftmitte ein Biegemoment wirkt, das die Knochenkrümmung vergrößern
will.

Beugewirkung auf das Grundgelenk und Biegemoment in Schaftmitte erreichen
ihr Maximum im Zusammenspiel der tiefen Fingerbeuger, der Mm. lumbricales und
der Mm. interossei bei Funktionsstellung des Handgelenkes.

Für die experimentelle Simulation mußte daher eine Belastungsweise gefunden
werden, die ein gleiches Biegemoment erzeugt.

Gewählt wurde hierzu eine Belastungsart, welche ebenfalls die Eigenschaft hat, die Krümmung des Knochens vergrößern zu wollen. Die Preßkraft im Knochen wurde nicht nachgebildet. Der vollständige Versuchsaufbau ist in Abb. 34 und — zusammen mit dem Schema der Meßmethode — in Abb. 35 dargestellt.

Der Aufbau gestattet es, die Verbiegung des Knochens bei Belastung zu messen, ohne daß am Knochen selbst feste Meßpunkte notwendig sind. Solche Meßpunkte lassen sich am frischen, nicht macerierten Knochen nicht finden, da das Periost eine solche Orientierung nicht zuläßt.

An den beiden Enden des Knochens wurden zwei Zeiger von je 300 mm Länge eingesetzt. Diese wurden so ausgerichtet, daß sie frei spielen konnten, aber bei Betrachtung durch einen Theodoliten einen schleifenden Schnitt mit tg φ 0,2 ergaben. Dieser Schnittpunkt verschiebt sich in Abhängigkeit von der Verbiegung. Das Ausmaß der Verschiebung ist mit Hilfe des Theodoliten parallaxfrei an einer mm-Skala ablesbar. Mit dieser Anordnung konnten Winkeländerungen zwischen Metakarpalbasis und Metakarpalköpfchen gegeneinander von nur 2 Bogenminuten reproduzierbar aufgelöst werden. In Abb. 35 ist gezeigt, wie aus den abgelesenen Größen α oder Δm auf die Verbiegung $\Delta \alpha$ geschlossen werden kann.

Die Verbiegung sagt jedoch nicht unmittelbar aus, ob im Bruch (Osteotomie-)-Spalt Bewegung stattgefunden hat, da ja auch der unverletzte Knochen eine gewisse Nachgiebigkeit aufweist. Diese wurde ebenfalls gemessen. Aus dem Unterschied der Nachgiebigkeiten des unverletzten Knochens und des nach Osteotomie durch Osteosynthese (Kleinfragment-6-Loch-Platte) stabilisierten (Mittelhand-) Knochens kann auf die Bewegung im Bruchspalt geschlossen werden.

3. Meßergebnisse

Die Meßergebnisse sind in Abb. 36 graphisch dargestellt. Beurteilt man die erzielten Ergebnisse, so ist festzustellen:

a) Der unverletzte Knochen verhält sich erwartungsgemäß wie ein nur wenig elastischer Balken.

b) Nach Querosteotomie in Schaftmitte und Osteosynthese mittels 6-Loch-Kleinfragmentplatte (drei Schrauben in jedem Fragment) zeigt der gleiche Knochen ein anderes Verhalten.

Bei ganz kleinen Lasten erscheint der durch Osteosynthese (s.o.) stabilisierte Knochen als sehr nachgiebig, aber schon ab 200 g erweist er sich als steifer denn der unverletzte Knochen, um schließlich bei hohen Lasten das gleiche Verhalten zu zeigen wie der gesunde Knochen. Die kleine Ecke im Kurvenverlauf (Abb. 36) nahe dem Nullpunkt ist eine Folge der Tatsache, daß der Preßdruck im Bruchspalt noch fehlt. Es ist eine kleine Last notwendig, um den Bruchspalt zu schließen. Wird eine Preßkraft durch geeignete Schrägstellung (Abb. 23) oder exzentrische Führung der Schrauben (Abb. 24) in situ vorgegeben, so fällt diese Ecke weg. Daß die Nachgiebigkeit bei mittleren Lasten sogar geringer ist als beim gesunden Knochen hat seinen Grund darin, daß der Knochen durch die Osteosyntheseplatte verstärkt ist.

Kurvenverlauf und Reproduzierbarkeit der Meßwerte bis zu Lasten von 30 kp erlauben überdies den Schluß, daß mindestens bis zu dieser Last die Gewinde im Knochen nicht beschädigt wurden. (Die Platte wurde mit Kleinfragmentschrauben — $\varnothing$ 2,7 mm — am Knochen fixiert.) Bei höheren Belastungen treten dann Setzungseffekte (z. B. an den Schraubenköpfen ein), welche die Nachgiebigkeit etwas erhöhen. Aus diesem Kurvenverlauf kann man für den Bruchspalt entnehmen, daß bei technisch korrekter Osteosynthese keine meßbare Bewegung auftritt.

Vergleicht man dies mit den Nachgiebigkeiten bei Stabilisierungen mit den bislang üblichen Osteosyntheseverfahren (Abb. 36), so erkennt man dort eine erheblich geringere Stabilität.

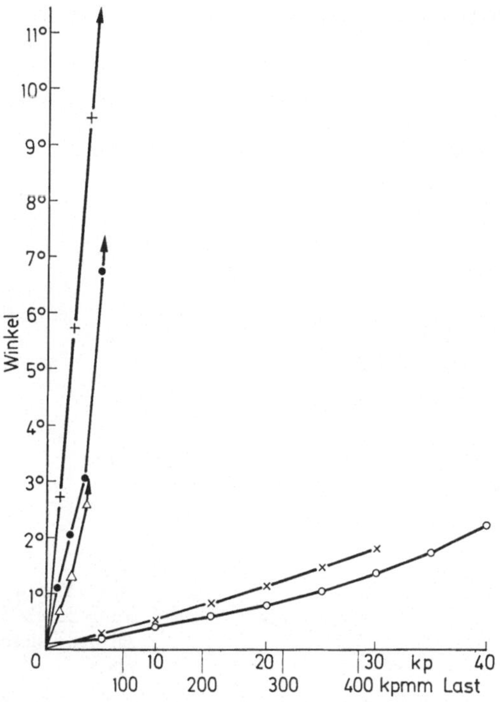

Abb. 36. Vergleichende Messung der Biegesteife. + Osteosynthese mit einem Kirschner-Stift; △ Osteosynthese mit zwei Kirschner-Stiften; ○ Osteosynthese mit 6-Loch-Platte. Die Richtung des Biegemoments entspricht einer Dorsalflexion; ● Osteosynthese mit 6-Loch-Platte. Die Richtung des Biegemoments entspricht der Belastung beim aktiven Schließen der Hand zur Faust; × Kontrollmessung am unverletzten Knochen

Allerdings muß korrekterweise festgestellt werden, daß die in der Versuchsanordnung zur Messung der Biegesteifigkeit gewählte Querosteotomie für die Stabilisierung mit Kirschner-Stiften eine ungünstige Situation darstellt. Das beim echten Bruch mögliche Verhaken der Fragmente wurde im Versuch nicht simuliert. Darüber hinaus würden die in der Versuchsanordnung fehlenden Weichteile (Binnenmuskulatur, Kapsel- und Bandverbindung zu den Nachbarknochen) einen zusätzlichen Halt geben. Es wäre denkbar, daß die in der Versuchsanordnung nicht nachgebildete Längspressung im Falle der reinen Querfraktur eine Versteifung des Knochens bewirken könnte, sofern sich die Fragmentenden miteinander verzahnen können. Voraussetzung für das Zutreffen dieses Denkmodells ist allerdings auch, daß kein am Knochen ansetzender Muskel (Binnenmuskulatur) erregt wird. Der hier gegebene Vergleich ist demnach trotz formaler Mängel zutreffend. Man erkennt, daß sich schon bei Lasten von 3 bis 4 kp, also bei Biegemomenten von 50 bis 65 mmkp, die Fragmente längs des axialen Stiftes verschieben, was auf jeden Fall verhindert werden muß (äußere Fixation!). Die Winkeländerung der Fragmente gegeneinander betragen 3 bis 10° und mehr. Bei einem 10 mm dicken Knochen bedeutet das eine einseitige Öffnung des Bruches um 0,8 bis 3 mm und mehr. Im Bruchspalt herrscht also keinesfalls Ruhe, was für einen ungestörten Heilungsablauf zu fordern wäre.

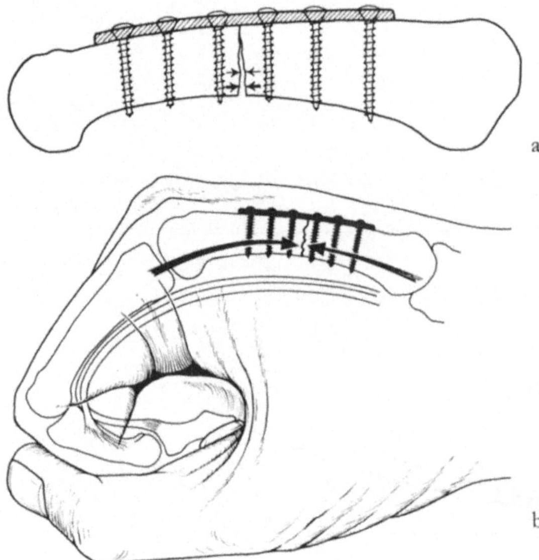

Abb. 37 a u. b. Zuggurtungswirkung durch Volarreflexion bei dorsal stabilisierender Kleinfragmentplatte

Die Ergebnisse dieses Versuchsabschnittes bestätigen in vollem Umfang die klinische Erfahrung, daß die Osteosynthese mit Kleinfragmentplatte für die geprüfte Belastung eine wesentlich bessere Stabilität ergibt, die bis zu mindestens 500 mm kp reicht. Das entspricht Sehnenkräften in der Größenordnung von 50 bis 100 kp.

Darüber hinaus zeigen die gewonnenen Resultate, daß die streckseitig liegende Platte bei der Volarflexion nicht auf Biegung, sondern auf Zug beansprucht wird. Da auf der konkaven (volaren) Seite des stabilisierten Knochens ein interfragmentärer Druck entsteht, findet der Gedanke Bestätigung, daß es sich bei der hier geprüften Osteosyntheseart um eine echte Zuggurtung handelt (Abb. 37a u. b).

4. Belastung des Mittelhandknochens beim Strecken von Hand und Fingern (Dorsalflexion)

Auch in diesem Falle muß der Knochen mit den Fingerbeugern die Gegenkraft zu den Strecksehnen liefern, um das erforderliche Drehmoment am Grundglied entstehen zu lassen. Es baut sich daher zunächst das gleiche Biegemoment wie bei der

Volarflexion auf. Selbst die Mm. interossei dorsales ändern an dieser Situation wenig, da ihr Ansatz seitlich und volar der Flexionsachse der Grundgelenke gelegen ist. Dennoch ist es möglich, daß z. B. durch Einwirkung von außen, Biegemomente auf den Mittelhandknochen übertragen werden, die im entgegengesetzten Sinne wirken, also die Krümmung des Knochens vermindern wollen (Abb. 38).

Auch für diesen Fall wurde die Nachgiebigkeit des Knochens nach Querfraktur (-Osteotomie) und Zuggurtungsosteosynthese mittels Platte gemessen.

Auch bei dieser Versuchsanordnung wurde ein Mittelhandknochen mit einer Kleinfragmentplatte stabilisiert, wobei jedes Fragment mit drei Schrauben gefaßt wurde.

Die Ergebnisse dieser Messung (mit Metakarpale II) sind gleichfalls in Abb. 36 graphisch dargestellt. Die Kurve steigt zunächst mit etwa 0,06°/mm kg an, was gut der theoretischen Richtung entspricht, wenn man nur die Platte als tragendes Glied ansieht. Dieses Resultat wäre als ungünstig zu werten, wenn eine solche Belastung z. B. bei der funktionellen Übungsbehandlung tatsächlich auftritt. Hier könnte durch

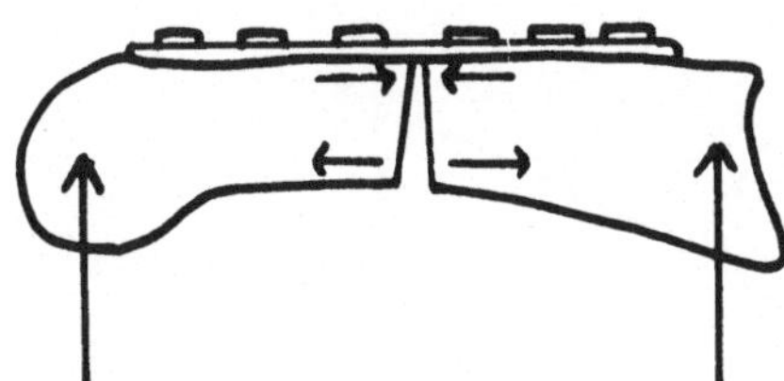

Abb. 38. Kraftrichtung am Bruchspalt bei Dorsalflexion

Verstärkung der Platte auf das 1,5fache eine erhebliche Verbesserung erzielt werden. Die Nachgiebigkeit würde durch diese Maßnahme bei der angegebenen Belastung (Dorsalflexion) auf etwa ein Fünftel der gemessenen Werte sinken.

Vergleicht man das Ergebnis nach Plattenosteosynthese mit der Nachgiebigkeit nach Stabilisierung mit zwei axialen Kirschner-Stiften, so erscheinen diese zunächst als besser. Hier ist jedoch festzuhalten, daß die Nachgiebigkeiten sehr von der nicht voll kontrollierbaren Lage der Stifte in der Markhöhle abhängen, so daß die Plattenosteosynthesen eine erheblich größere Sicherheit bieten.

5. Torsionsbelastung des Mittelhandknochens

Torsionsbelastungen sind an den Kantenknochen (M_{II} und M_V) mit Sicherheit zu erwarten und auch für die übrigen Mittelhandknochen nicht auszuschließen. Sie wurden daher gleichfalls untersucht.

Betrachtet man die Form des Metakarpalknochens, so wird klar, daß das polare Trägheitsmoment in Richtung auf Basis und Köpfchen stark ansteigt. Die gesamte Verwindung tritt also in Schaftmitte auf. Nach Fraktur und Plattenosteosynthese findet sich in diesem Bereich jedoch nur noch eine geringe Verwindung, da das Torsionsmoment schon größtenteils von der drillsteiferen Platte aufgenommen wurde. Hier darf man die Ergebnisse nicht relativ zur Drillnachgiebigkeit des unverletzten Knochens beurteilen, sondern muß die gemessenen Verwindungen voll der Bewegung im Spalt (Osteotomie/Bruch) zurechnen. Dies ist physikalisch zwar

nicht exakt richtig, kommt der Wahrheit aber sehr nahe, und der verbleibende
Fehler läßt die Ergebnisse schlechter erscheinen als die wahre Situation ist, man
bleibt so bei der Beurteilung auf der sicheren Seite Aus diesem Grunde wurde auf die
Messung der Drillnachgiebigkeit des unverletzten Knochens verzichtet.

Im Versuchsaufbau wurde der Knochen einseitig eingespannt, das andere Ende
war unterstützt und trug einen Hebelarm, auf den in bekannten Abständen bekannte
Gewichte gesetzt wurden. Die bewirkten Verdrehungen wurden mit der gleichen
Methode wie in Abb. 35 angegeben gemessen.

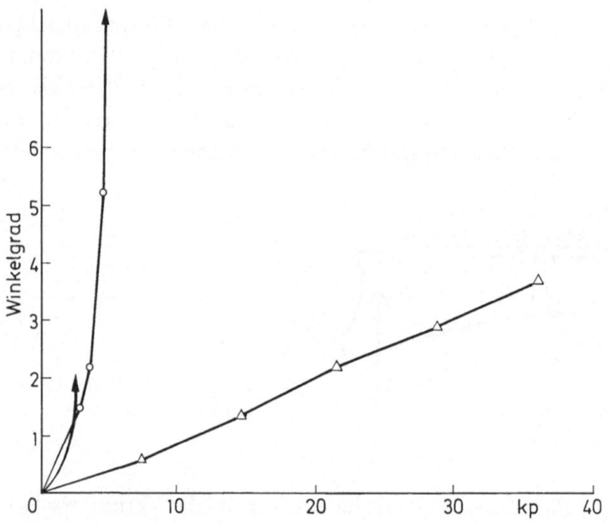

Abb. 39. Vergleichende Messung des Torsionsmoments. Verwindung eines Mittelhandknochens als Funktion des Torsionsmoments nach Querosteotomie und Osteosynthese.
o Mit zwei Kirschner-Stiften, Δ mit 6-Loch-Platte, — mit einem Kirschner-Stift. Die
Bruchstücke verschoben sich schon bei der ersten Belastung auf dem Stift, so daß kein
Meßwert notiert werden konnte. Die Kurve stellt den vermuteten Verlauf dar

Die Ergebnisse wurden in Abb. 39 graphisch dargestellt.

Bei der Beurteilung dieser Resultate ist zu beachten, daß die Sägeosteotomie quer
zur Längsachse die denkbar ungünstigste „Bruch"-Form darstellt, weil die Versteifung, die bei unregelmäßig geformten Fragmentenden durch ein Verhaken der im
Frakturbereich entstehen kann, hier fehlt. Die Meßergebnisse enthalten als Aussage,
daß die Osteosynthese mittels Platte wesentlich höhere Torsionsmomente aufnehmen
kann, als die anderen Osteosynthesen, nämlich mindestens das Sechsfache, und daß
die Verschiebungen im Bruchspalt um den Faktor 3 bis 10 kleiner sind. Schon dies
zeigt eine deutliche Überlegenheit der Plattenosteosynthese. Es kommt hinzu, daß
die schon oben angeregte Erhöhung der Plattenstärke um die Hälfte die Drillsteife
auf das Dreifache erhöhen würde. Die jetzt bei 30 mmkp gemessene Verdrehung um
etwa 3° entspricht bei einem im Durchmesser 10 mm starken Knochen einer maximalen Verschiebung um 0,5 mm. Wird eine dickere Platte verwendet, so kann dieser
Wert auf 0,15 mm gesenkt werden.

D. Spezielle Frakturen und Osteosynthesen

Obwohl im besonderen Fall der offenen Frakturen das operative Vorgehen heute im Grundsatz meist unwidersprochen bleibt, so reicht doch auch hier die Skala der empfohlenen Behandlungsprinzipien vom Minimaleingriff zur Verminderung des ohnehin erhöhten Risikos bis zu dem Wunsch nach größtmöglicher Stabilisation der Fragmente als Prophylaxe und mitunter auch zur Therapie des Infekts.

Sofern man als Minimaleingriff dasjenige Vorgehen versteht, welches bei geringster zusätzlicher Gefährdung und Schädigung des verletzten Organs ein möglichst weitreichendes Wiederherstellungsresultat erzielen läßt, so wird sich der Chirurg, insbesondere in der Handchirurgie, in den meisten Fällen unschwer für diesen Weg entscheiden können.

Die Vielgestaltigkeit der Verletzungsmöglichkeiten des Handskelets erfordert bei gegebener Indikation einen ebenso klaren wie elastischen Behandlungsplan, wenn man dem Ziel der vollen Wiederherstellung von Form und Funktion möglichst weitgehend nahekommen will.

Die Zugangswege zur Durchführung typischer AO-Kleinfragmentosteosynthesen an Mittelhand und Fingergliedern wurden bereits ausführlich beschrieben. Ergänzend seien nun die während 7 Jahren mit dem Instrumentarium erarbeiteten Osteosynthesemöglichkeiten am Beispiel typischer Frakturen und Rekonstruktionen dargestellt.

1. Frakturen der Handwurzelknochen

Brüche der Handwurzelknochen werden konservativ behandelt. Die Diskussion der operativen Versorgung stellt sich lediglich bei den verzögert heilenden Frakturen und den Pseudarthrosen des Kahnbeins.

a) Frakturen und Pseudarthrosen des Kahnbeins

Definition: Wie die Mehrzahl der Verletzungen des Handgelenkes und der Handwurzel entsteht der Bruch des Kahnbeins bei Sturz auf die überstreckte und speichenwärts abgewinkelte Hand, wobei das Kahnbein über die streckseitige Speichenkante abgeschert wird.

Indikation: Eine gute Indikation zur Zugschraubenosteosynthese (Abb. 43 u. 44) des Kahnbeins ist gegeben bei verzögert heilenden Frakturen und Pseudarthrosen im mittleren Drittel (70%) (Abb. 40—42).

Dies gilt jedoch nur für dislozierte Frakturen und Pseudarthrosen, bei welchen noch keine schwere Osteoporose oder fortgeschrittene cystisch-degenerative Auflockerung der Fragmente besteht und die Schraube in beiden Fragmenten (Gewindezug und Impression des Schraubenkopfes) gut Halt finden kann.

Frische Kahnbeinfrakturen sollten nur dann mit der Zugschraube operativ angegangen werden, wenn

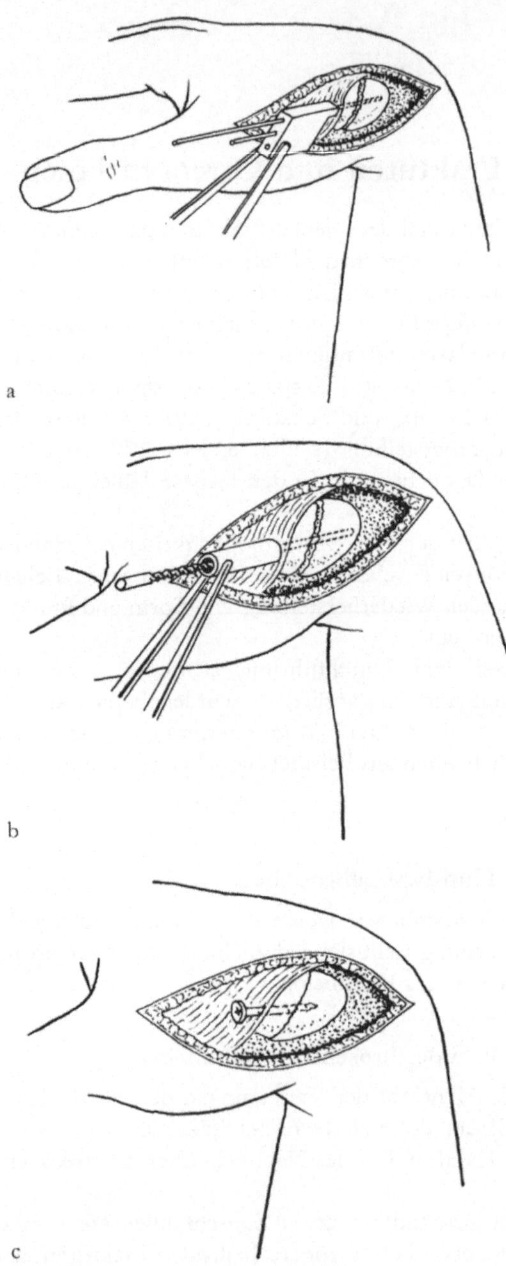

Abb. 40. a Temporäre Fixation der Kahnbeinfragmente und Bohren des Schraubenloches mit Hilfe des Zielgerätes. b Schneiden des Gewindes durch die Gewebsschutzhülle, nachdem zuvor die Bohrlochtiefe mit dem kleinen Meßgerät bestimmt worden ist. (Der temporär fixierende Kirschner-Draht wurde aus zeichnerischen Gründen weggelassen.) c Einbringen der Schraube. Es muß unbedingt darauf geachtet werden, daß der gewindetragende Teil der kleinen Spongiosaschraube ausschließlich im körpernahen Fragment liegt

a) begleitende Knochenverletzungen (Unterarmfraktur) vorliegen, deren operative Stabilisierung angezeigt oder notwendig ist oder

b) gröbere Dislokationen der Kahnbeinfragmente verbleiben (z. B. bei den verschiedenen Formen der transnavikulären und perilunären Verrenkung der Hand).

Eine Indikation zur Zugschraubenosteosynthese der Pseudarthrose bei kleinem distalem Fragment (10%) ist nur gegeben, wenn das körperferne Fragment dem Druck des Schraubenkopfes ein stabiles Widerlager bietet. Die Pseudarthrose mit kleinem körpernahem Kahnbeinfragment (20%) ist nur dann für die Stabilisierung mit der kleinen Spongiosaschraube (Gewindedurchmesser 4,0 mm) geeignet, wenn

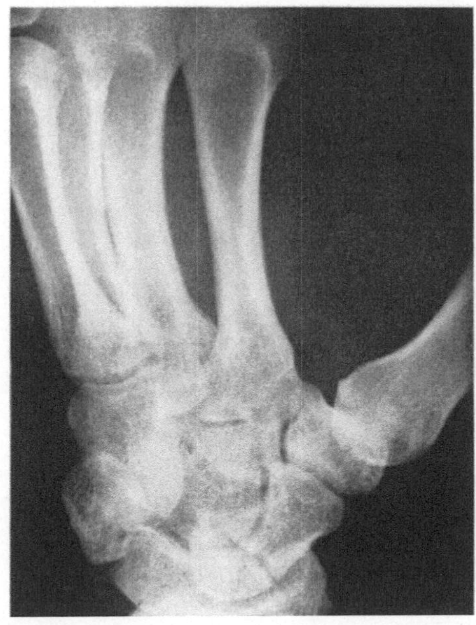

Abb. 41. Ein Jahr alte Kahnbeinpseudarthron eines 33jährigen Schwerarbeiters

dieses groß genug ist, um den Gewindeanteil der Schraube voll aufzunehmen (andernfalls keine interfragmentäre Kompression) und stabil genug ist, um den Gewindezug zu tragen.

Bei instabilen, stark osteoporotischen oder cystisch-degenerativ veränderten Kahnbeinfragmenten sollte der Spanbolzung nach MATTI-RUSSE oder BARNARD-STUBBINS der Vorzug gegeben werden.

Vorgehen: Der Hautschnitt nach McLAUGHLIN beginnt distal in Höhe der Basis des Metakarpale I, verläuft leicht bogenförmig und zur Streckseite geöffnet zwischen den Sehnen des Extensor pollicis longus und brevis durch die Tabatière und endet proximal, nachdem er die lange Daumenstrecksehne in Höhe des Handgelenkes gekreuzt hat.

Bei der Darstellung der subcutanen Topographie werden der im streckseitigen Wundbereich erscheinende Ramus superficialis nervi radialis und die auf dem Grunde der Grube eintretende Arteria radialis mit ihrem Ramus carpeus dorsalis und ihren

Begleitvenen sorgfältig geschont. Eine stärkere, das Wundgebiet kreuzende Vene, wird unterbunden.

In Volarflexion und Ulnarabduktion des Handgelenkes (über eine Tuchrolle ziehen) wird die Kapsel über dem Tuberculum naviculare quer und leicht bogenförmig in Richtung auf die Streckseite gespalten. Um die Gefäßversorgung des Kahnbeins und seines Kapsel-Bandapparates nicht unnötig zu gefährden, sollte das Kahnbein nur soweit dargestellt werden, als zur Reposition der Fragmente und zur Einführung der kleinen Spongiosaschraube unbedingt erforderlich ist.

Mit dem Naviculare-Zielgerät wird nun durch eines der Bohrlöcher ein Kirschner-Draht geführt, welcher die Fraktur, bzw. Pseudarthrose möglichst rechtwinklig

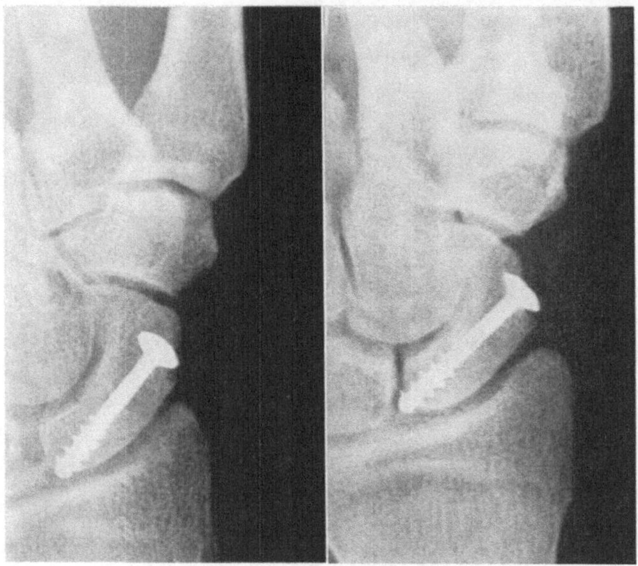

Abb. 42. 10 Wochen nach Zugschraubenosteosynthese

kreuzt und die beiden Fragmente fixiert. Durch eines der im Zielgerät parallel liegenden unbesetzten Führungslöcher wird nun mit dem 2 mm-Bohrkopf das Loch für die kleine Spongiosaschraube gebohrt. Mit liegendem Bohrkopf wird anschließend die spätere Schraubenlage durch eine Röntgenaufnahme des Handgelenkes in a.p. und Fechterstellung festgelegt und kontrolliert. Es folgt die Messung der Bohrlochtiefe mit dem kleinen Meßgerät zur Bestimmung der exakten Schraubenlänge. Das Gewinde wird durch die Gewebeschutzhülse hindurch mit 3,5 mm Durchmesser geschnitten (Günstiger ist ein dem Gewindedurchmesser der kleinen Spongiosaschraube identischer Gewindeschnitt mit 4,0 mm Durchmesser). Beim Einführen der kleinen Spongiosaschraube muß auch hier darauf geachtet werden, daß der Gewindeteil der Schraube ausschließlich im gegenüberliegenden körpernahen Fragment liegt, da andernfalls nicht die gewünschte interfragmentäre Kompression, sondern eine Distraktion der Fragmente entsteht (Abb. 40a—c).

Nachbehandlung: Frühfunktionelle Nachbehandlung aus einer volaren Gipsschiene heraus bis zum Abschluß der Wundheilung. Gipsfreie Weiterbehandlung bei guter Stabilität nach guter Indikation. Weiterbehandlung bei Handarbeitern oder nicht idealer Stabilität mit Naviculare-Gipsverband für 4 bis 8 Wochen oder Verordnung einer Mittelhand-Unterarmhülse als Schutzmaßnahme. Volle funktionelle Belastung erst nach röntgenologisch sicherem knöchernem Durchbau (Abb. 41—42).

2. Metakarpale I

a) Bennett-Fraktur

Definition: Intraartikuläre Schrägfraktur der Basis des Metakarpale I, bei der das mediovolare Fragment nicht, das distale Hauptfragment jedoch entsprechend dem

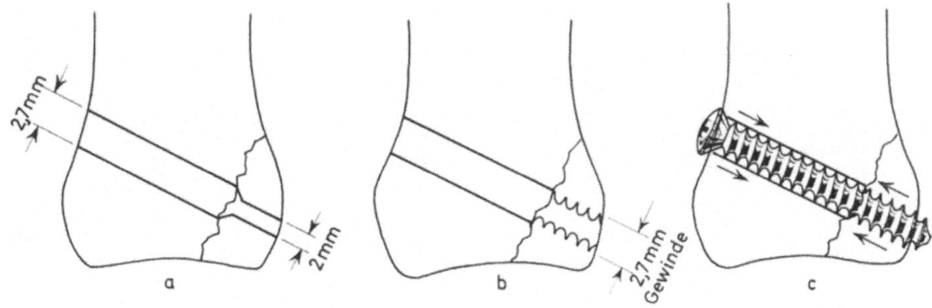

Abb. 43. Zugschraubenosteosynthese mit der Kleinfragmentschraube (⌀ 2,7 mm)

Stauchungs- und Schermechanismus in dorsoradialer Richtung nach proximal verschoben ist.

Therapie: Sofern konservative Repositionsmaßnahmen (BOEHLER, BUNNELL, EHALT, THOREN u. a.) nicht zum Erfolg führen, wird im allgemeinen die blutige Reposition und Transfixation mit einem (BUNNELL, JOHNSON, GEDDA-MOBERG, WAGNER, WIGGINS) oder zwei Kirschner-Drähten (ISELIN) durchgeführt. Allerdings muß bei diesen Osteosynthesen, die sich auch uns, insbesondere bei sehr kleinem mediovolarem Fragment, bewährt haben, die zusätzliche Ruhigstellung im Unterarmgips unter Einschluß des Daumengrundgelenkes in Kauf genommen werden.

Die Möglichkeit einer übungsstabilen inneren Fixation, welche gipsfreie Nachbehandlung erlaubt, ist durch die Zugschraubenosteosynthese nach dem Prinzip der AO gegeben.

Vorgehen: Der operative Zugang entspricht demjenigen zur Freilegung des Metakarpale I. Die Reposition erfolgt wie bei konservativem Vorgehen durch Zug am abduzierten Daumen. Das Repositionsresultat muß durch konstanten Dauerzug, der vom Assistenten ausgeübt wird, oder durch temporäre Kirschner-Drahtfixation bis zur Beendigung der Osteosynthese gesichert werden. Da das mediovolare Fragment nicht disloziert ist, genügt im allgemeinen das Einsetzen eines schmalen Hohmann-Hebels, um das Abweichen des Fragmentes nach medial und volar zu verhindern. (Bedient man sich eines Kirschner-Pins zur vorübergehenden Fixation des medialen Fragments, so empfiehlt es sich, diesen sofort zu entfernen, wenn die Schraube das kleine Fragment sicher gefaßt hat und erst abschließend der Schraube den vollen Zug zu verleihen, da sonst Verwerfungen auftreten könnten.)

Zwei Möglichkeiten der Zugschraubenosteosynthese stehen für die Versorgung der Bennett-Fraktur zur Verfügung.

aa) Bei (sehr) kleinem mediovolarem Fragment mittels Kleinfragmentschraube: Hierbei wird das Gleitloch im Hauptfragment mit dem 2,7 mm-Bohrkopf gebohrt, während das Gewindeloch im kleinen Fragment mit dem 2,0 mm-Bohrer gebohrt und das Gewinde mit 2,7 mm Durchmesser geschnitten wird (Abb. 43).

ab) Bei größerem mediovolarem Fragment mittels Naviculareschraube: Bei dieser Zugschraubenosteosynthese werden Gleitloch und Gewindeloch mit dem 2,0 mm-

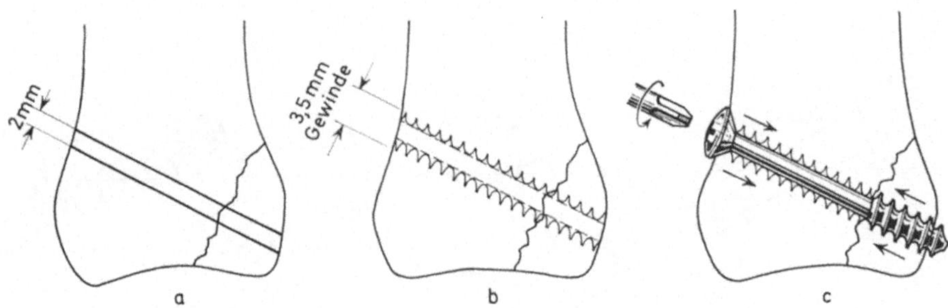

Abb. 44. Zugschraubenosteosynthese mit der kleinen Spongiosaschraube (⌀ 4,0 mm)

Bohrer gebohrt. Das Gewinde wird hier mit 3,5 mm Durchmesser geschnitten (Abb. 44).

Bei Verwendung der Naviculareschraube muß darauf geachtet werden, daß der Gewindeteil der Schraube ausschließlich im mediovolaren Fragment liegt, da nur auf diese Weise eine echte interfragmentäre Kompression erreicht werden kann.

b) Rolando-Fraktur

Definition: Durch Stauchung des adduzierten Daumens in Längsrichtung entsteht ein Y- oder T-Bruch der Basis des Metakarpale I. Allerdings ist die einstauchende axiale Gewalt des Schaftfragmentes, die die Basis auseinanderpreßt, oft so groß, daß multifragmentäre Trümmerbrüche resultieren. In diesen Fällen kann es recht schwierig werden, eine übungsstabile Osteosynthese zu erzielen (Abb. 45).

Vorgehen: Zugangsweg und Repositionsmechanismus sind identisch denjenigen für das Metakarpale I und die Bennett-Fraktur. Das Wiederherstellungsresultat hängt von dem Maß ab, in welchem es gelingt, die Gelenkfläche der Metakarpalbasis wiederherzustellen und die Impression im Basisbereich zu beseitigen. Sind zahlreiche kleine Fragmente vorhanden, ist es risikoloser eine Schraubenosteosynthese nicht erst zu versuchen, da die Gefahr besteht, daß bei der Bohrung oder beim Schneiden des Gewindes die kleinen Fragmente völlig auseinandergesprengt werden. Geschieht dies, so gelingt auch eine Adaptationsosteosynthese mit Kirschner-Pins nur mehr sehr schwer.

Bei glatten Y- oder T-Brüchen bietet sich keine besondere Schwierigkeit, den radialen und ulnaren Basisanteil nach erfolgter Reposition durch eine Zugschrauben-osteosynthese zu stabilisieren. Wesentlich problematischer gestaltet sich dann der Versuch eine stabile Verbindung zwischen der Basis und dem Hauptfragment des Schaftes herzustellen. (Die im Instrumentarium zunächst für diesen Zweck vorge-

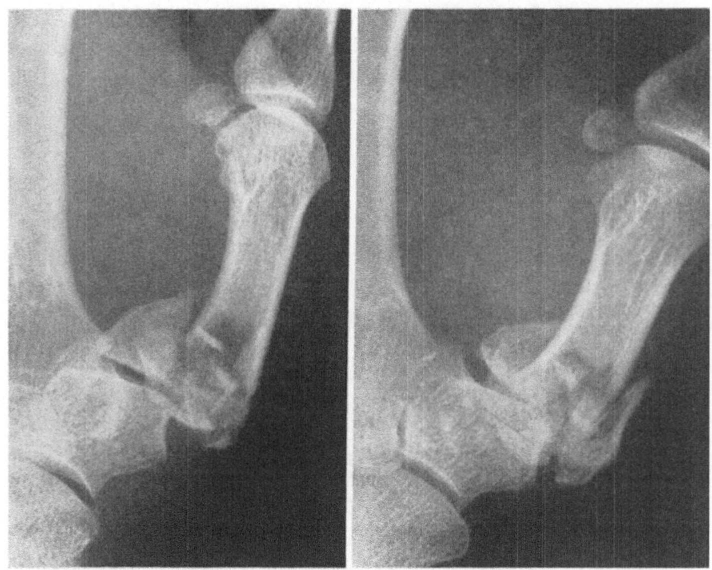

Abb. 45. Rolando-Fraktur

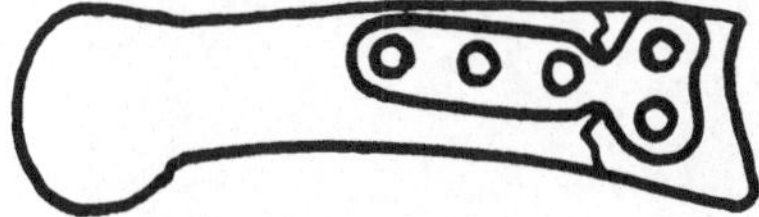

Abb. 46. Stabilisierung einer Basisfraktur mittels dorsolateraler T-Platte

sehenen Klammern haben sich nicht bewährt.) Das streckseitige Einbringen einer kleinen T-Platte oder einer links- bzw. rechtsgewinkelten L-Platte gelingt meist nicht, da das Basisfragment bei liegender radioulnarer Kompressionsschraube (ohne Zerstörung des Kapsel-Bandapparates) die notwendige Plazierung von zwei zusätzlichen Schrauben nicht zuläßt. Bei einem kräftigen Metakarpalknochen kann ausnahmsweise die dorsoradiale Fixation mit einer L-Platte oder einer geraden 4-Loch-Platte gelingen. Hierbei muß die Kompressionsschraube durch eines der beiden proximalen Löcher der L-Platte oder durch das proximale Loch der geraden Platte geführt werden. Auch ist notwendig, die Platte der Knochenkontur anzupassen, da andernfalls eine anatomisch exakte Retention nicht möglich ist (Abb. 46).

Eine zusätzliche Schwierigkeit bietet sich hier durch die an der radialen Metakarpalkante inserierende Muskulatur, die abgeschoben werden muß, wenn die Platte plaziert werden soll.

In Ausnahmefällen kann es gelingen, das Hauptfragment durch schräg geführte Schrauben an die bereits stabilisierte Basis zu fixieren. Eine übungsstabile Osteosynthese ist auf diesem Wege jedoch nicht zu erstellen. Es ist daher günstiger, die Y- oder T-förmig frakturierte Metakarpalbasis, wenn möglich, durch eine Kompressionsschraube zu stabilisieren und die Retention des Hauptfragmentes durch zwei von proximal durch die Basisfragmente in axialer Richtung in den Schaft eingeführte Kirschner-Pins zu sichern. In diesen Fällen sollte die Osteosynthese zumindest für 10 bis 14 Tage durch eine Gipslonguette für den Daumen ergänzt werden.

c) Basisschrägbrüche

Definition: Nach WINTERSTEIN handelt es sich bei den von ihm beschriebenen basalen (extraartikulären) Schrägbrüchen des Metakarpale I um typische Biegungs-

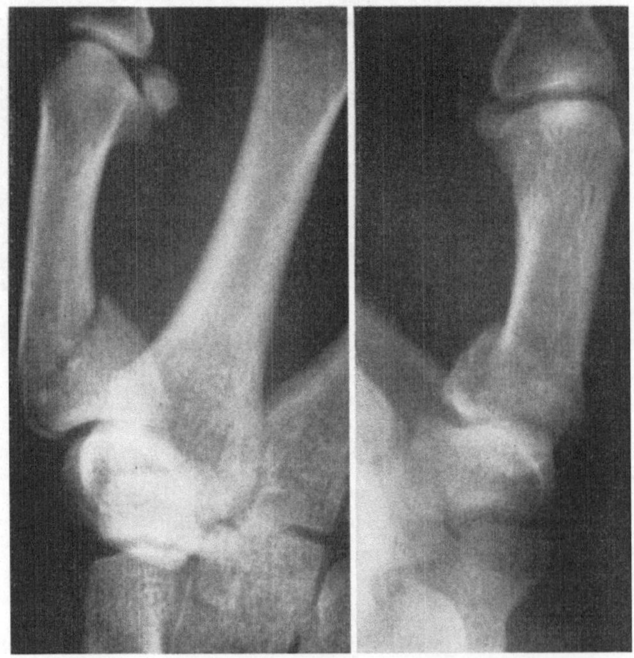

Abb. 47. Basisnaher Schrägbruch des Metakarpale I

brüche, die durch erhebliche Gewalteinwirkung auf den in ausgeprägter Oppositionsstellung oder Adduktionsstellung stehenden Daumen entstehen.

Vorgehen: Sofern nicht durch zusätzliche axiale Gewalteinwirkung eine Impression der Basis mit Substanzverlust erschwerend hinzutritt, stellen sich bei der operativen Versorgung der basalen Schrägbrüche keine wesentlichen Probleme.

Zugangsweg und Reposition wie bei der Bennett-Fraktur beschrieben. Die ein-
druckvollste Stabilisierung läßt sich auch hier durch eine in gleicher Weise wie bei
der Bennett-Fraktur durchzuführende Zugschraubenosteosynthese erzielen [Zug-
schraubenosteosynthese mit der Kleinfragmentschraube — ⌀ 2,7 mm — oder, wenn
möglich, mit der Naviculareschraube (Abb. 48)].

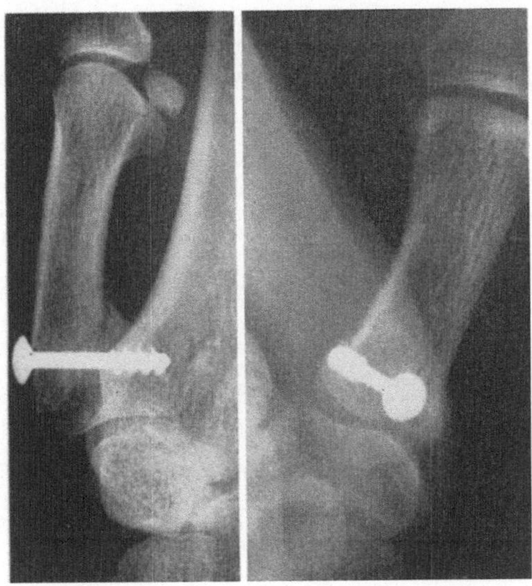

Abb. 48. Zugschraubenosteosynthese
mittels Naviculareschraube bei basis-
nahem Schrägbruch des Metakarpale I

d) Basisnahe Querbrüche des Metakarpale I

Definition: Der nach der Bennett-Fraktur häufigste Frakturtyp des Metakarpale I,
der basale oder basisnahe Querbruch des ersten Mittelhandknochens wird einerseits
als Biegungsfraktur (EHALT) ähnlich dem basalen Schrägbruch gedeutet, andererseits wird eine axiale Gewalteinwirkung auf den in Mittelstellung (zwischen Ad- und
Abduktion) stehenden Daumen für die Entstehung dieser typischen Frakturform
verantwortlich gemacht.

Vorgehen: Zugangsweg und Reposition wie für das Metakarpale I beschrieben.
Bei diesem Frakturtyp sollte vorwiegend eine T-Platte (Gelenkkopfplatte) zur
Stabilisierung verwendet werden. Es muß angestrebt werden, daß das proximale
Basisfragment von zwei Schrauben (des Plattenquerstücks) gefaßt wird. Größere
Stabilität läßt sich erzielen, wenn es gelingt, auch die erste Schraube des geraden
Längsteils der Platte in das Basisfragment zu plazieren. (Dieses Bestreben würde
erleichtert, wenn die Herstellerfirma für diesen besonderen Verwendungszweck
T-Platten fertigen würde, deren erstes Loch im Längsteil oval ausgebildet wäre.)
Je nach Länge des Metakarpale können T-Platten zur Stabilisation eingebracht
werden, die drei oder vier Löcher im Längsteil der Platte besitzen (Abb. 49).

In zwei Fällen, in denen die Basis des Metakarpale I von zwei Schrauben gefaßt
wurde, mußten wir eine nachträgliche Abwinkelung der Fraktur nach volar in Kauf
nehmen. Obwohl in beiden Fällen festzustellen war, daß die Verletzten durch

Schmerzfreiheit und volle Funktion verleitet wurden, den ersten Strahl uneingeschränkt zu belasten, wäre es auch hier empfehlenswert, die Plattendicke zur Erhöhung der Biegefestigkeit um einen halben Millimeter zu verstärken. (Bei einer zusätzlich schräg in das Basisfragment eingeführten dritten Schraube kann der Zug dieser Schraube ausreichen, um die Platte an ihrer schwächsten Stelle — dem Über-

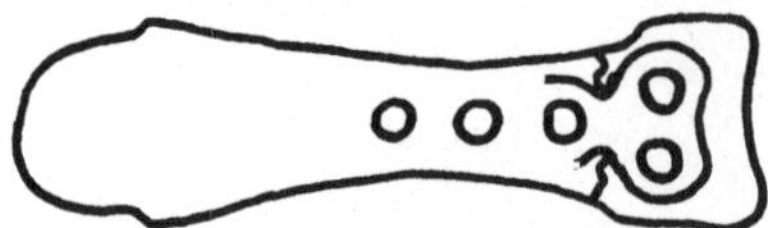

Abb. 49. Stabilisierung eines basisnahen Querbruches mit einer Kleinfragment-T-Platte (zwei Schrauben fassen das Basisfragment)

gang vom Quer- zum Längsteil — zu verbiegen.) Glücklicherweise blieb die Abwinkelung in unseren Fällen unter einem Winkel von 15°, so daß eine funktionelle Behinderung, insbesondere der Abduktion, nicht resultierte.

e) Schaftbrüche des Metakarpale I

Definition: Ähnlich wie der basisnahe Querbruch kann der Schaftbruch des Metakarpale I als Stauchungs- und Biegungsbruch an der schwächsten Stelle dieses Mittelhandknochens im Bereich seiner stärksten Biegung und seines geringsten Umfangs

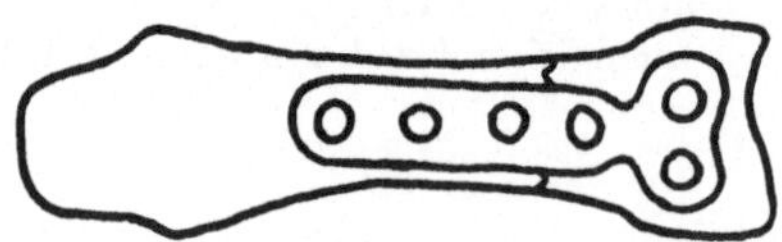

Abb. 50. Stabilisierung einer Schaftfraktur mit Kleinfragment-T-Platte (drei Schrauben in jedem Fragment)

entstehen. An Häufigkeit steht er hinter den basisnahen und den subkapitalen Brüchen eindeutig zurück, man wird ihn daher am ehesten bei den offenen direkten Brüchen antreffen.

Vorgehen: Typischer Zugangsweg wie für das Metakarpale I beschrieben. Wenn möglich, wird man versuchen zur Stabilisation eine T-Platte oder L-Platte zu verwenden, um in einem oder in beiden Fragmenten drei Schrauben plazieren zu können (Abb. 50).

f) Subkapitale Frakturen des Metakarpale I

Definition: Die subkapitalen Frakturen entstehen gleichfalls als Stauchungsfrakturen und zeigen wie die Schaftfrakturen der Mittelhandknochen eine typische volare Knickbildung. Der identische Frakturtyp findet sich jedoch auch relativ häufig als offene, direkte Fraktur mit begleitender Sehnenverletzung (Abb. 82—89).

Vorgehen: Freilegung der Fraktur mit einem rechtwinklig über das Grundgelenk und medio-lateral-radial entlang des Metakarpale I geführten Schnitt. Zusätzlich zur üblichen Längsincision der Strecksehnen wird bei sehr gelenknahen Frakturen eine Längsincision der Grundgelenkskapsel notwendig, da sonst eine exakte Reposition und Fixation nur sehr schwer möglich ist. Wie bei den basisnahen Frakturen sollten auch bei den subkapitalen Frakturen T-Platten oder L-Platten Verwendung finden, so daß das kleine, gelenktragende Fragment sicher mit zwei Schrauben fixiert wird.

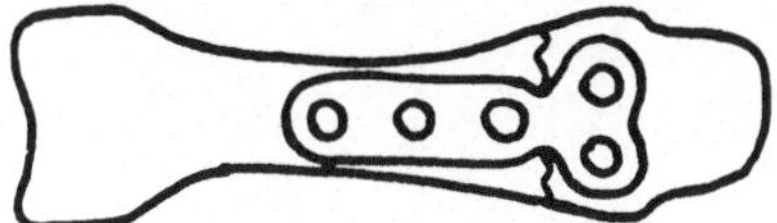

Abb. 51. Stabilisierung einer subkapitalen Fraktur mit Kleinfragment-T-Platte (Gelenkkopfplatte)

3. Metakarpale II mit IV

a) Basisfrakturen

Definition: Wie der basale oder basisnahe Querbruch des Metakarpale I, entstehen die Basisbrüche der übrigen Mittelhandknochen in der Regel ebenfalls als Stauchungsbrüche oder als direkte Frakturen bei großer Gewalteinwirkung auf den Handrücken.

Vorgehen: Da meist eine nennenswerte Dislokation nicht zu verzeichnen und bei exakter äußerer Ruhigstellung auch nicht zu erwarten ist, besteht bei den geschlossenen Frakturen im allgemeinen keine Indikation zu operativem Vorgehen (eine Ausnahme bilden selbstverständlich die Luxationsfrakturen in den Karpo-Metakarpalgelenken). Bei den offenen Frakturen mit begleitenden Sehnenverletzungen sowie bei den Pseudarthrosen gelten dieselben Gesichtspunkte wie bei der operativen Versorgung der basalen oder basisnahen Frakturen des Metakarpale I. Als günstigster Zugangsweg hat sich eine S-förmige Incision über dem entsprechenden Mittelhandstrahl erwiesen, die je nach Lage der Fraktur mit ihrem Mittelteil mehr proximal oder mehr distal angelegt wird.

Zur Stabilisation der Basisfrakturen des zweiten mit vierten Mittelhandstrahls finden T-Platten und L-Platten Verwendung, wobei darauf zu achten ist, daß das kleine Basisfragment zumindest von zwei Schrauben, wenn möglich von drei Schrauben, gefaßt wird.

b) Schaftfrakturen

Definition: Die Schaftbrüche der Mittelhandknochen II mit IV (auch V) entstehen überwiegend als Folge direkter Gewalt. Häufig finden sich offene, schwere Trümmerbrüche mit ausgedehnten Weichteilschäden. Bei den geschlossenen Frakturen überwiegen die Querbrüche, Schrägbrüche und Spiralbrüche. In typischer Weise zeigen alle Schaftfrakturen der Mittelhandknochen (eine Ausnahme sind lediglich die Spiralbrüche, bei denen die Verkürzung überwiegt) eine volare Knickbildung, da das proximale Fragment durch die Handgelenkstrecker dorsalflektiert und das distale Fragment durch die Binnenmuskulatur und die tiefe Beugesehne volarflektiert wird.

Vorgehen: Vielfach herrscht noch die Ansicht vor, daß zuletzt die Mittelhandfrakturen einer operativen Behandlung bedürfen würden. Dieser Meinung ist entgegenzuhalten, daß mannigfache Funktionsschäden der Finger — wie der Greiffunktion, die als Folge der durch Fehlstellung (Verkürzung, Knickbildung, Drehfehler) des zugehörigen Mittelhandstrahls bedingten Störung des Muskelgleich-

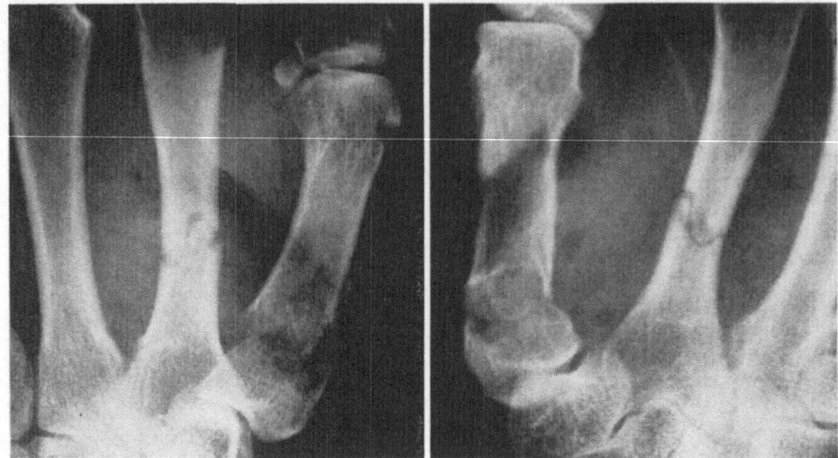

Abb. 52. Offene Querfraktur des Metakarpale II und offene basisnahe Querfraktur des Metakarpale I

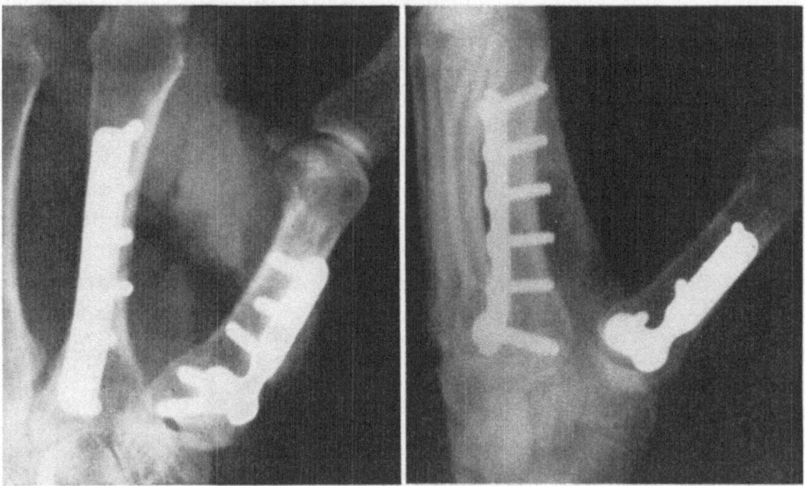

Abb. 53. Operative Versorgung mit einer geraden 3-Loch-Platte und einer 5-Loch-L-Platte

gewichtes entstehen, durch exakte Reposition, Retention und Frühmobilisierung vermeidbar sind.

Die Darstellung aller Schaftbrüche der Mittelhand gelingt am günstigsten mit S-förmiger Längsincision über dem entsprechenden Mittelhandstrahl. Für die operative Versorgung mehrerer Mittelhandknochen erweist sich als vorteilhaft, die S-förmige Incision schräg über den Handrücken anzulegen.

Bei der Stabilisierung der Schaftfrakturen sollte angestrebt werden, daß beide Hauptfragmente von je drei Schrauben gefaßt werden (Abb. 50). Dies ist insbesondere dann zu beachten, wenn bei Serienbrüchen der Mittelhand nur die Kantenknochen versorgt werden.

ba) *Querbrüche:* Trotz exakter Reposition ist der Querbruch in Schaftmitte auch bei operativer Versorgung mit den herkömmlichen Verfahren in erhöhtem Maße anfällig für Rotationsfehler. Diese lassen sich am ehesten vermeiden durch eine übungsstabile Fixation mit einer geraden 6-Loch-Platte (Abb. 52 u. 53).

Weniger bewährt hat sich uns die als sog. Mehrfragmentplatte vorgesehene vielfach gekrümmte Platte, die mechanisch eine noch größere Stabilität erbringen müßte.

bb) *Schrägbrüche:* Die Schrägfraktur des Metakarpalschaftes ist anzutreffen als kurzer oder langer Bruch mit horizontalem oder sagittalem Verlauf.

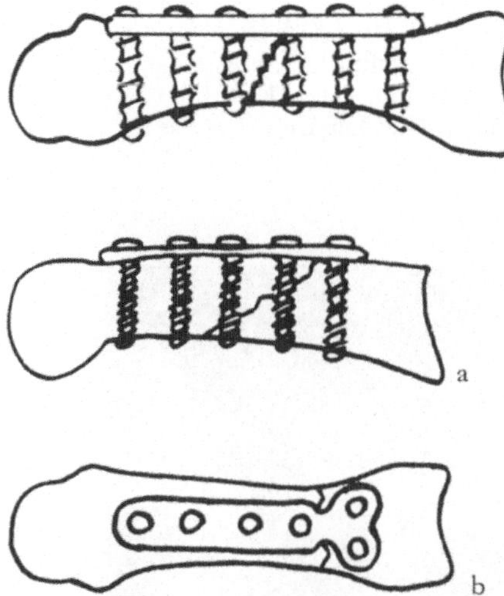

Abb. 54. Stabilisierung eines Schrägbruches mit gerader Kleinfragment-6-Loch-Platte

Abb. 55a u. b. Stabilisierung eines langen Schrägbruches mit Kleinfragment-T-Platte (drei Schrauben in jedem Fragment)

Einfacher gestaltet sich die Stabilisierung der kurzen oder langen Schrägbrüche mit horizontalem Verlauf (von proximal-dorsal nach distal-volar oder von distal-dorsal nach proximal-volar) (Abb. 54).

Liegt der kurze Schrägbruch im proximalen oder distalen Bereich des mittleren Schaftdrittels, so läßt sich mit Vorteil eine T-Platte verwenden, wobei der Querbalken des T im kürzeren Fragment fixiert werden sollte (Abb. 55).

Bei der Stabilisation des langen horizontalen Schrägbruches läßt sich mitunter eine Schraube als Zugschraube durch die Platte einbringen.

Durch die dorsal leicht konvexe Krümmung des Metakarpalschaftes und die streckseitige Plazierung der Platte liegt der Gedanke nahe, daß das wesentliche Merkmal dieser Stabilisation der Zuggurtungseffekt ist. Während die klinische Erfahrung zunächst den Eindruck erweckte, daß nicht der axiale Druck der Zuggurtung, sondern die Stabilisierung bzw. Neutralisation des Frakturbereiches (Neutralisationsplatte) im Vordergrund steht, zeigte die experimentelle Prüfung der Biegefestigkeit, daß mit zunehmender funktioneller Belastung sehr wohl eine deutliche axiale Kompression festzustellen ist. Bei exakter Reposition ist jedoch auch die Stabilisierung der sagittalen Schrägbrüche (Verlauf von proximal-radial nach distalulnar oder von proximal-ulnar nach distal-radial) durch eine Neutralisationsplatte, bei der jedes Fragment von drei Schrauben gefaßt wird, mechanisch als übungsstabile Osteosynthese anzusehen. (Für die Versorgung der Schrägbrüche wäre eine Doppel-T-Platte, die an beiden Enden einen Querbalken besitzt, von Vorteil, da sich

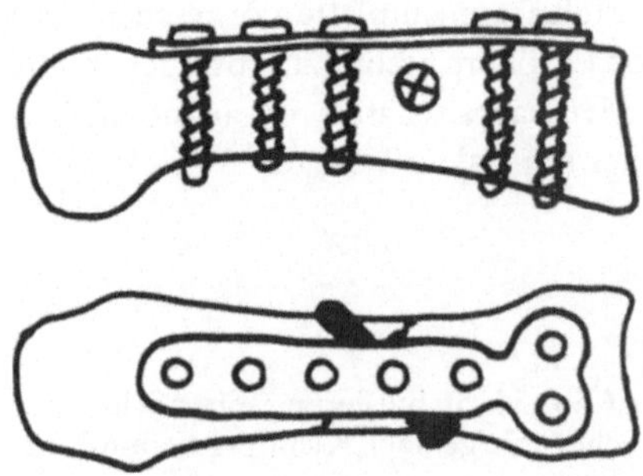

Abb. 56. Stabilisierung eines langen Schrägbruches mit einer Kleinfragment-T-Platte und zusätzlicher Zugschraube

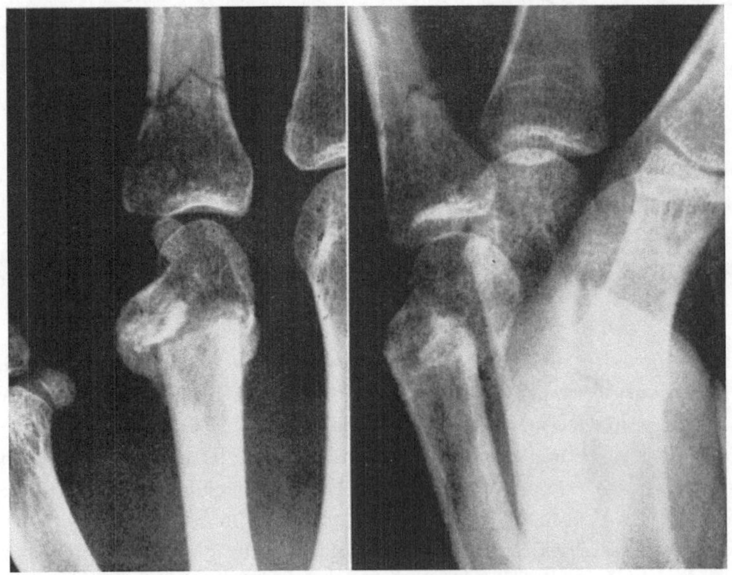

Abb. 57. In Fehlstellung verheilte Fraktur des Metakarpale II

auf diese Weise wesentlich leichter drei Schrauben in jedem Fragment fixieren lassen würden.)

Bei langen sagittalen Schrägbrüchen gelingt es mitunter zusätzlich zur Neutralisationsplatte durch eine Zugschraube eine interfragmentäre Kompression zu erzielen (Abb. 56).

Die rein seitliche Plazierung von Schrauben ist bislang (bei herkömmlichem Schraubenzieher mit Philipskopf) jedoch nur an den Kantenknochen (Metakarpale II und V) und am Metakarpale I möglich (Abb. 57 u. 58).

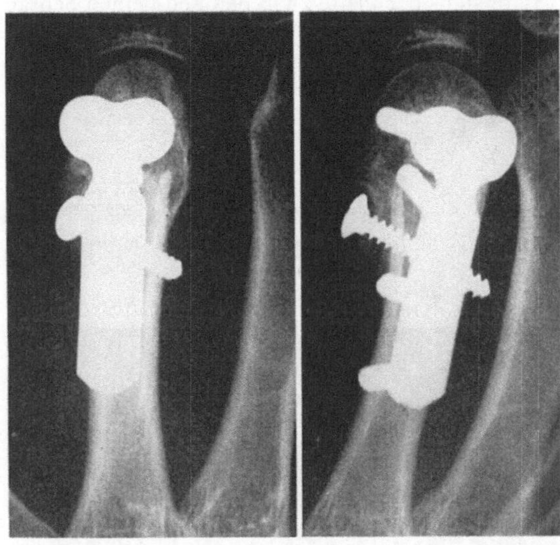

Abb. 58. Zustand nach Osteotomie, Defektüberbrückung mit Beckenkammspan und Stabilisierung mit einer 3-Loch-T-Platte sowie zusätzlicher Zugschraube

bc) *Spiralbrüche*

Definition: Die Spiralbrüche des Metakarpalschaftes entstehen durch Rotation des zugehörigen Fingerstrahles, wobei der im Grundgelenk gebeugte Finger eine erhebliche Hebelkraft entwickelt.

Vorgehen: Spiralbrüche durch eine Plattenosteosynthese zu versorgen, erweist sich in vielen Fällen als unmöglich. (Eine Ausnahme können lediglich die ganz kurzen Spiralbrüche darstellen.) Bei längeren Spiralbrüchen ist das am meisten geeignete Verfahren eine Zugschraubenosteosynthese mit versetzter Schraubenführung.

Die Zugschraubenosteosynthese kann mit der kleinen Corticalisschraube ausgeführt werden, wobei das Gleitloch mit dem 2,7 mm-Bohrkopf gebohrt wird, während das Gewindeloch mit dem 2,0 mm-Bohrkopf gebohrt und das Gewinde mit 2,7 mm Durchmesser geschnitten wird. Bei ausreichend großen und stabilen Fragmenten kann die Navicularesschraube Verwendung finden, wodurch sich die Stabilität wesentlich erhöhen läßt. Hierbei werden Gleitloch und Gewindeloch mit dem 2,0 mm Bohrer gebohrt, das Gewinde des Gewindelochs wird anschließend mit 3,5 mm Durchmesser geschnitten (s. auch Abb. 99—103).

c) Subkapitale Frakturen

Definition: Die subkapitalen Frakturen der Mittelhandknochen entstehen zumeist durch starken Schlag in axialer Richtung.

Vorgehen: Darstellung der Fraktur durch S-förmige Incision auf dem Handrücken entsprechend dem zugehörigen Mittelhandstrahl mit Verlängerung über das Grundgelenk nach distal. Bei der Stabilisierung dieser Frakturen erweist es sich mitunter als

4*

äußerst schwierig, zumindest zwei Schrauben in das gelenktragende kleine Fragment zu placieren. Erschwerend tritt hinzu, daß diese Frakturen als Folge der stauchungsbedingten Impression einen deutlichen Substanzverlust im Frakturbereich zeigen, der häufig nur durch eine Spanplastik ausgeglichen werden kann. Im Idealfall kann es gelingen, die erste Schraube des Längsteils der Platte zwischen den beiden Schrauben des Querstücks der T-Platte hindurch schräg im Kopffragment zu fixieren. Hier-

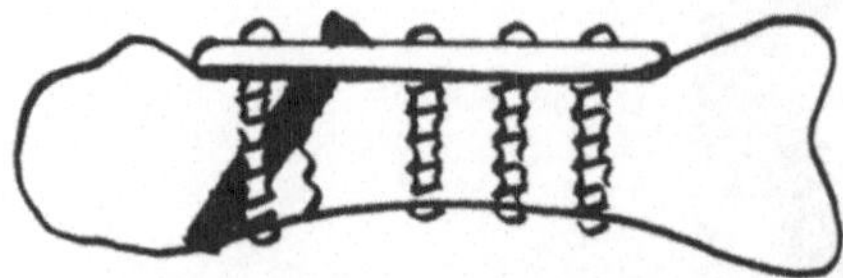

Abb. 59. Stabilisierung einer subkapitalen Fraktur mit Kleinfragment-T-Platte (dritte Schraube im Kopffragment)

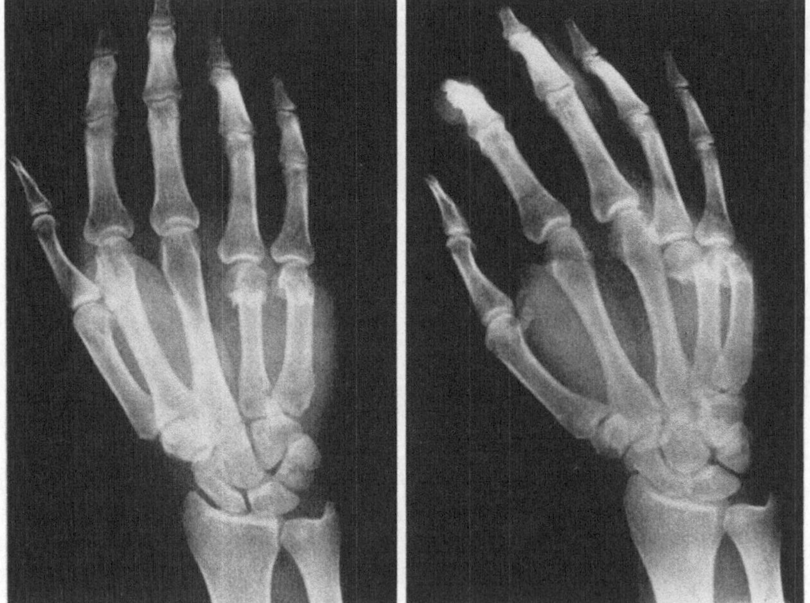

Abb. 60. Subkapitale Frakturen des 4. und 5. Mittelhandknochens

bei muß die Platte leicht gegensinnig angebogen werden, da der Zug der dritten Schraube eine erneute Volarabwinkelung bewirken kann (Abb. 59).

Die Drahtzuggurtung des instabilen köpfchennahen Mittelhandbruches wurde von ADLER (1969) auf Grund einer eigenen experimentellen Studie empfohlen. Dieses funktionell einleuchtende Vorgehen hat sich uns seither in einigen klinischen Fällen, in welchen eine Stabilisierung mit der Kleinfragmentplatte der AO wegen der Nähe des Grundgelenkes, wegen Instabilität oder mangelnder Größe des Knöpfchenfragmentes ungünstig oder undurchführbar war, als übungsstabile Osteosynthese bewährt (Abb. 60—62).

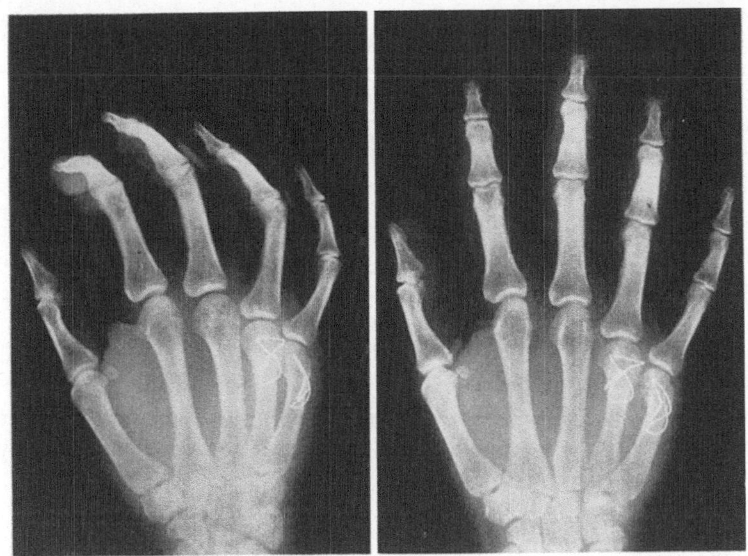

Abb. 61. Röntgenologisch callusfreie Knochenheilung nach Drahtzuggurtung

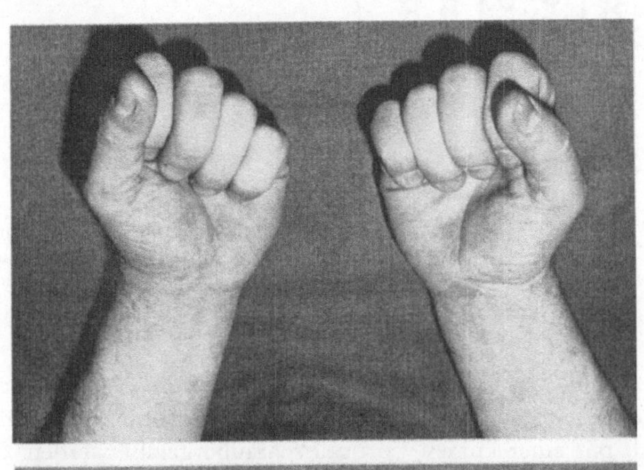

a

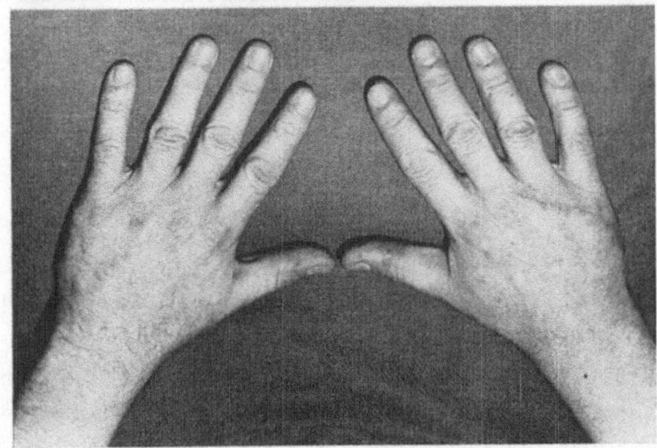

b

Abb. 62a u. b. Funktionelles Wiederherstellungsergebnis vor Entfernung des Osteo- synthesematerials

d) Trümmerbrüche

Definition: Die Trümmerbrüche, insbesondere jene mit Defektbildung, entstehen zumeist als offene Frakturen bei direkter schwerer Gewalteinwirkung mit zusätzlichen Begleitverletzungen.

Vorgehen: Bei sauberen Wundverhältnissen und guter Weichteildurchblutung ist es oft günstiger, sich für die primäre Defektüberbrückung mit autologem Beckenkammspan zu entscheiden als zu kleine oder devitalisierte Fragmente in unzureichender Weise zu fixieren. Allerdings sollte unter allen Umständen der frische Eigenspan verwendet werden, da sich gerade bei der Defektüberbrückung offener Frakturen die fehlende biologische Aktivität des Bankspans deletär auswirken kann. Nach unserer Erfahrung läßt sich ein autologer Knochenspan für die Erstversorgung auch bei größeren Weichteilschäden heute mit geringerem Risiko verwenden, wenn es gelingt, den Span stabil zu fixieren (Abb. 63).

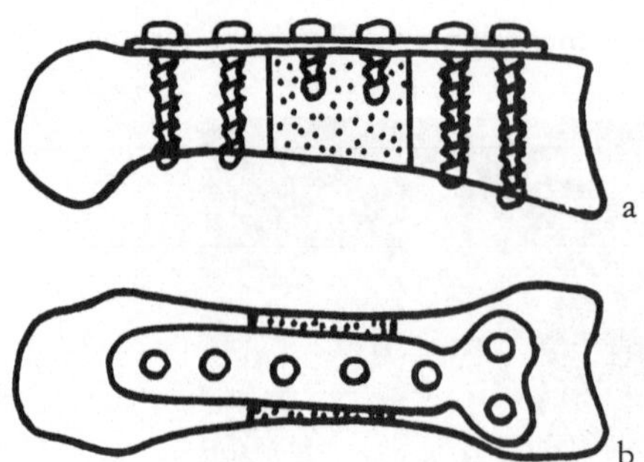

Abb. 63a u. b. Stabilisierung mit einer Kleinfragment-T-Platte und Defektüberbrückung mit Knochenspan

Beim Einbau des corticospongiösen Beckenkammspans kann dieser nicht nur exakt tischlermäßig in den Defekt eingepaßt werden, sondern zusätzlich durch die Platte hindurch mit einer kurzen Corticalisschraube gefaßt werden, die nur in der Corticalis fixiert ist [gelingt dies nicht, so kann man sich mitunter helfen, indem man — ohne ein neues Gewinde zu schneiden — den Span durch die Platte hindurch mit einer kleinen Spongiosaschraube (⌀ 3,5 mm) faßt].

4. Metakarpale V

a) Pseudo-Bennett-Fraktur

Definition: Als Pendant zur echten Bennett-Fraktur ist die intraartikuläre Schrägfraktur der Basis des Metakarpale V anzusehen, bei der in entsprechender Weise durch einen Stauchungs- und Schermechanismus das radiovolare Fragment nicht, das distale Hauptfragment jedoch in dorsoulnarer Richtung nach proximal verschoben ist. Sofern das radiovolare Fragment ausreichend groß ist, läßt sich nach exakter Reposition eine Zugschraubenosteosynthese in gleicher Weise ausführen, wie sie für die Versorgung der echten Bennett-Fraktur beschrieben wurde (Abb. 64).

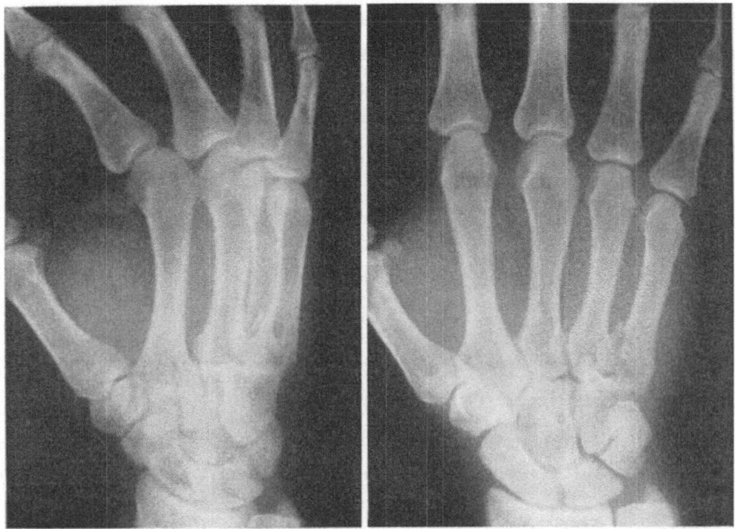

Abb. 64. Intraartikulärer Schrägbruch der Basis des Metakarpale V

b) Subkapitale Frakturen

Definition: Die nach den Brüchen der Fingerglieder häufigste Fraktur, der subkapitale Bruch des 5. Mittelhandknochens, entsteht in gleicher Weise wie die subkapitalen Frakturen der übrigen Mittelhandknochen.

Vorgehen: Gelingt es nicht, in der von BOEHLER, BUNNELL u. WATSON-JONES angegebenen Weise zu reponieren und ruhigzustellen, so ist als das am wenigsten aufwendige operative Verfahren die von BERKMAN u. MILES angegebene Methode der Kirschner-Drahtfixation in Erwägung zu ziehen (s. auch Abb. 10). Will man eine offene Reposition und eine übungsstabile Osteosynthese nach dem Prinzip der AO durchführen, so eignet sich als Zugangsweg am besten ein ellenseitiger Handkantenschnitt, der nach distal bogenförmig über das Grundgelenk erweitert wird. Bei identischer Problematik läßt sich die Stabilisierung in gleicher Weise mit einer Gelenkkopf-T-Platte erreichen wie bei den subkapitalen Frakturen der übrigen Mittelhandknochen (s. dort). Gute Erfahrungen konnten wir, wie bereits erwähnt, mit der Drahtzuggurtung (Adler) gewinnen (Abb. 60—62).

5. Grundgliedfrakturen

Definition: Die Frakturen der Fingergrundglieder entstehen durch Stauchung, Drehung oder direkte Gewalteinwirkung. Häufigste Bruchform ist der basisnahe Querbruch. Die am schwierigsten zu retinierende Fraktur ist der Grundgliedschrägbruch. Im Gegensatz zu den Schaftbrüchen der Mittelhandknochen zeigen die Grundgliedschaftbrüche einen nach dorsal offenen Winkel, da die Binnenmuskulatur Grundgelenk und proximales Fragment beugt, während die lateralen Zügel der Streckaponeurose das distale Fragment beugen.

Mechanismus und Art der beschriebenen Dislokation lassen die Tatsache verständlich erscheinen, daß diese häufigsten aller Frakturen der Hand vielfach mit

bleibenden Funktionsschäden ausheilen, da es oft mit den Methoden der äußeren
Fixation wie mit den herkömmlichen Osteosyntheseverfahren nicht gelingt, eine
anatomisch exakte und dauerhafte Retention zu erzielen, die eine Störung des Muskel-
Sehnengleichgewichtes und eine Schrumpfung der Begleitgewebe verhindern könnte.

Vorgehen: Die Grundglieder werden von einem mittseitlichen Längsschnitt
(ISELIN empfiehlt eine dorsolaterale Incision) aus freigelegt, der rechtwinklig (Tür-
flügelschnitt) über Grund- und Mittelgelenk erweitert wird. Bei grundgelenknahen
Frakturen ist es vorteilhaft, den Schnitt bogenförmig über das Grundgelenk nach
proximal zu führen. Bei subkapitalen Frakturen erweist es sich oft als günstig, die
distale Querincision peripher des Mittelgelenkes zu legen, um auf diese Weise mehr
Raum für das Einbringen der Platte zu gewinnen.

a) Basisnahe Querfrakturen

Vorgehen: Nach exakter Reposition findet auch bei der Stabilisierung der basisnahen Grundgliedfrakturen die Gelenkkopf-T-Platte mit Vorteil Verwendung. Es
ist darauf zu achten, daß zumindest die beiden Schrauben des Plattenquerstücks das
gelenktragende Basisfragment fassen. Sofern möglich, sollte auch hier versucht
werden, eine dritte Schraube im proximalen Fragment zu fixieren.

b) Grundgliedschrägfrakturen

Vorgehen: Die mit konservativen Mitteln wie mit den herkömmlichen Osteosyntheseverfahren nur sehr schwer retinierbaren typischen Schrägfrakturen der Fingergrundglieder lassen sich im allgemeinen durch Zugschraubenosteosynthesen gut
stabilisieren. Wie beschrieben, kann die Zugschraubenstabilisation mit einer oder
zwei (bei langem Frakturspalt) Kleinfragmentschrauben ($\varnothing$ 2,7 mm) ausgeführt
werden, wobei das Gleitloch mit 2,7 mm gebohrt wird, während das Gewindeloch
mit 2,0 mm gebohrt und das Gewinde mit 2,7 mm geschnitten wird. Bei ausreichend
großen und stabilen Fragmenten ist es auch möglich, die Naviculareschraube zur
Kompression der Fraktur zu verwenden. In diesem Fall werden Gleitloch und Gewindeloch mit 2,0 mm gebohrt, während das Gewinde mit 3,5 mm geschnitten wird.

Bei Verwendung der Naviculareschraube muß unbedingt darauf geachtet werden,
daß der gewindetragende Teil der Schraube nur das gegenseitige Fragment faßt, da
andernfalls eine interfragmentäre Kompression nicht zu erzielen ist.

c) Subkapitale Frakturen

Vorgehen: Auch bei dieser Fraktur entstehen vielfach bleibende Funktionsschäden
im Mittelgelenk, da sie dazu neigt, bei Volarkippung des distalen Fragmentes in
Fehlstellung auszuheilen. Sofern es gelingt, zwei Schrauben einer Gelenkkopf-T-
Platte in dem kleinen gelenktragenden Kopffragment zu fixieren, läßt sich auch hier
eine übungsstabile Osteosynthese erreichen.

d) Trümmerfrakturen

Vorgehen: Die Wiederherstellung der meist durch direkte Gewalteinwirkung entstehenden Trümmerbrüche gestaltet sich sowohl mit konservativen als auch mit
allen operativen Verfahren durchweg äußerst schwierig. Bei multiplen kleinen Fragmenten ist es oft günstiger konservativ zu bleiben oder sich für eine Adaptions-

osteosynthese mit Kirschner-Pins zu entscheiden, als bei dem Versuch einer stabilen Osteosynthese zu scheitern.

Im folgenden Fall einer 7 Wochen alten Grundgliedfraktur mit ausgedehnter Trümmerzone wurde zunächst ein Osteosyntheseversuch mit drei Zugschrauben und Spongiosaplastik durchgeführt (Abb. 65—67). Bei überwiegend sehr kleinen und instabilen Fragmenten konnte eine ausreichende gegenseitige Stabilisierung der Fragmente

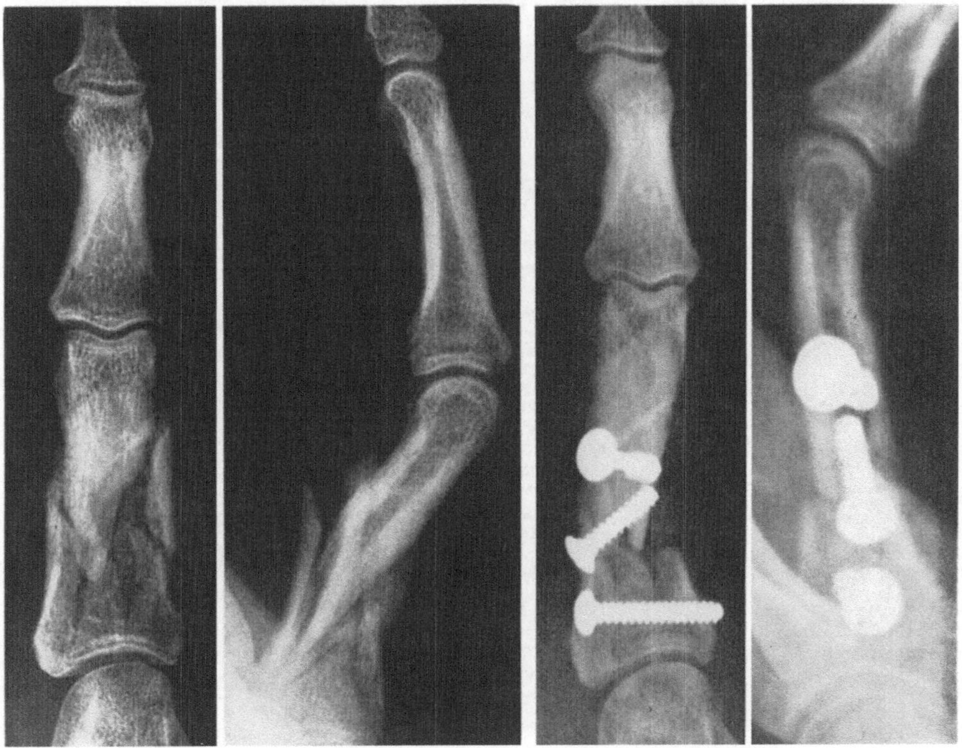

Abb. 65. 7 Wochen alte Grundgliedtrümmerfraktur   Abb. 66. Osteosyntheseversuch mit drei
                                                     Zugschrauben und Spongiosaplastik

nicht erreicht werden. Trotz erheblicher Bemühungen verblieb eine Achsenfehlstellung bei unzureichender Stabilisation. Da die Osteosynthese, wie vorauszusehen, nach Ablauf der ersten postoperativen Woche trotz äußerer Schienenfixation zusammenbrach, mußte man sich zu einer erneuten Stabilisierung entschließen. Die Voraussetzungen für eine Reosteosynthese waren in diesem Fall günstig, da die gelenktragenden Basis- und Kopffragmente ausreichend groß waren, um je zwei kleine Corticalisschrauben (⌀ 2,7 mm) aufnehmen zu können.

Die Trümmerzone wurde vollständig ausgeräumt und durch einen tischlermäßig eingepaßten corticospongiösen Beckenkammspan, der zusätzlich mit einer kurzen Schraube durch die Platte gefaßt wurde, überbrückt (Abb. 68 u. 69).

Die Osteosynthese war übungsstabil, eine zusätzliche äußere Ruhigstellung war nicht mehr erforderlich. Der weitere Verlauf zeigte einen primären Einbau des implantierten und stabil fixierten autologen Spans. Das Osteosynthesematerial konnte

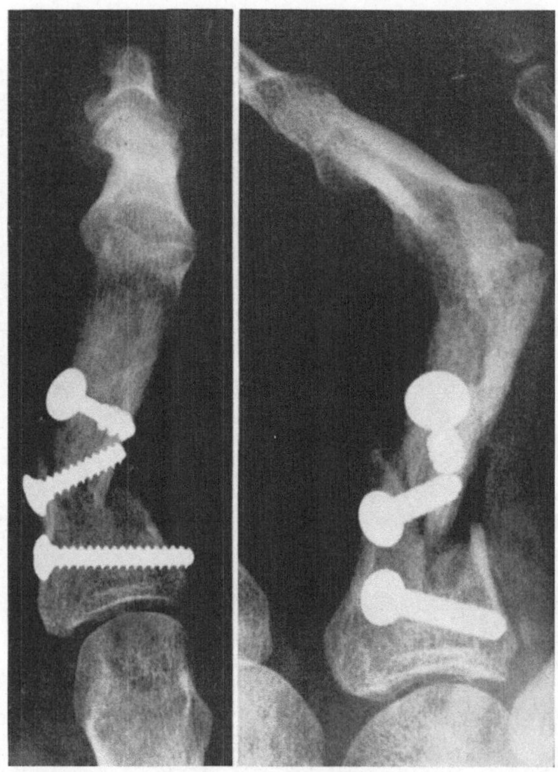

Abb. 67. Zusammenbruch der unzureichenden Stabilisation

bei weitgehend abgeschlossener knöcherner Konsolidierung nach 5 Monaten entfernt werden (Abb. 70—72).

Dieser Fall mag erhellen, daß es bei günstigen Haut- und Durchblutungsverhältnissen sowie bei ausreichender Größe der gelenktragenden Fragmente vorteilhafter sein kann, eine derartige Trümmerzone auszuräumen und *primär* durch Platte und Spanplastik stabil zu versorgen. Festzuhalten ist, daß eine unzureichende Osteosynthese für den Verletzten sicher ein größeres Risiko in sich birgt als eine unzureichende konservative Behandlung, eine exakte konservative Behandlung aber mit Sicherheit der unzureichenden operativen Versorgung weit überlegen ist.

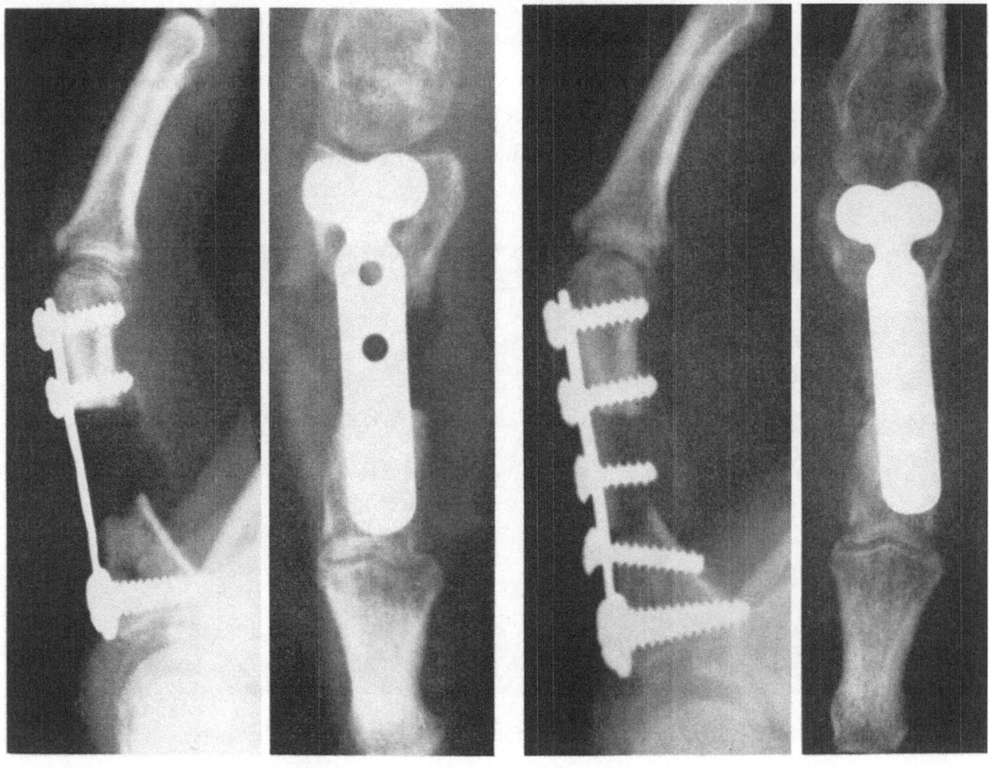

a   b

Abb. 68. a u. b Intraoperative Röntgenkontrolle der erneuten Stabilisierung mit 4-Loch-T-platte vor Implantation des Knochenspans

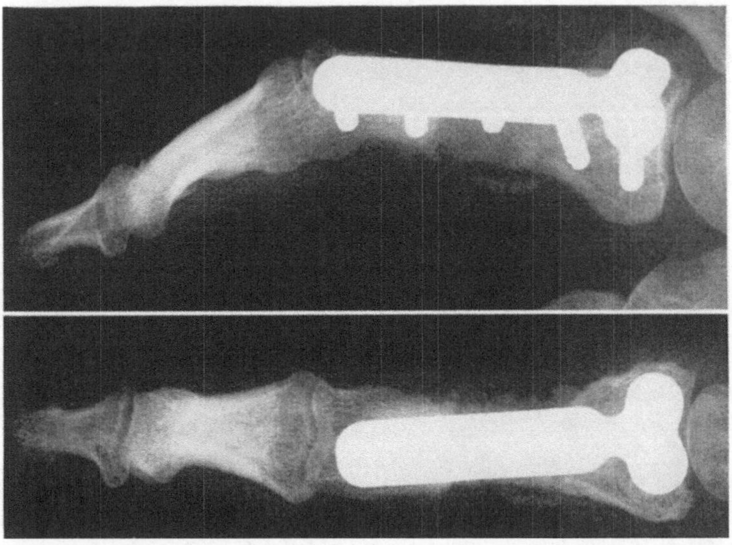

Abb. 69. Postoperative Kontrolle nach erneuter Stabilisierung mit 4-Loch-T-Platte und 14 mm Beckenkammspan

6. Intraarticuläre Frakturen

Ein rekonstruktiv oft nicht zu bewältigendes Problem stellen die Gelenkfrakturen dar, insbesondere, wenn sie durch Substanzverluste der Gelenkflächen erschwert werden.

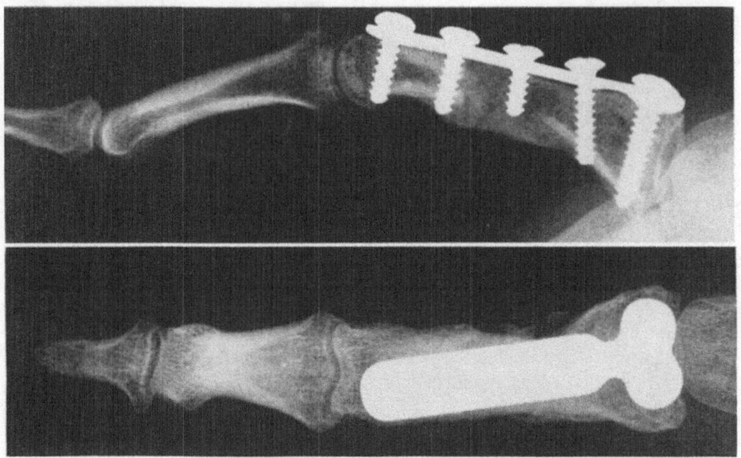

Abb. 70. Weitgehend primärer Einbau des Spans nach 5 Monaten

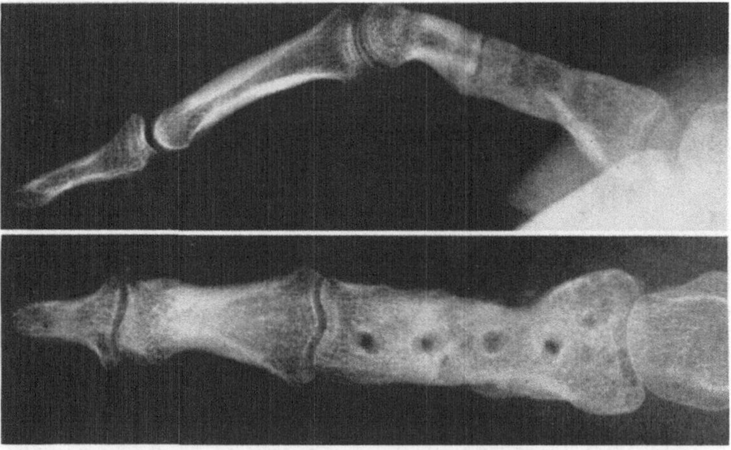

Abb. 71. Materialentfernung

T-Frakturen der Gelenke eignen sich nicht für die Versorgung mit Platte oder Schraube, da es allenfalls gelingen kann, das Kopffragment durch eine quer zur Achse geführte Schraube zu fixieren, während die Kraftübertragung vom kleinen Kopffragment auf das Schaftfragment mit Hilfe einer Platte meist nicht möglich ist. Etwas günstigere Voraussetzungen bieten die bis in das Gelenk reichenden Schrägbrüche des Schaftes, die nach exakter Reposition außerhalb des Kapselbereiches durch Verschraubung stabilisiert werden können.

Trümmerbrüche der Gelenkflächen bleiben dem Versuch einer adaptierenden Rekonstruktion mit Kirschner-Stiften oder der Arthrodese vorbehalten.

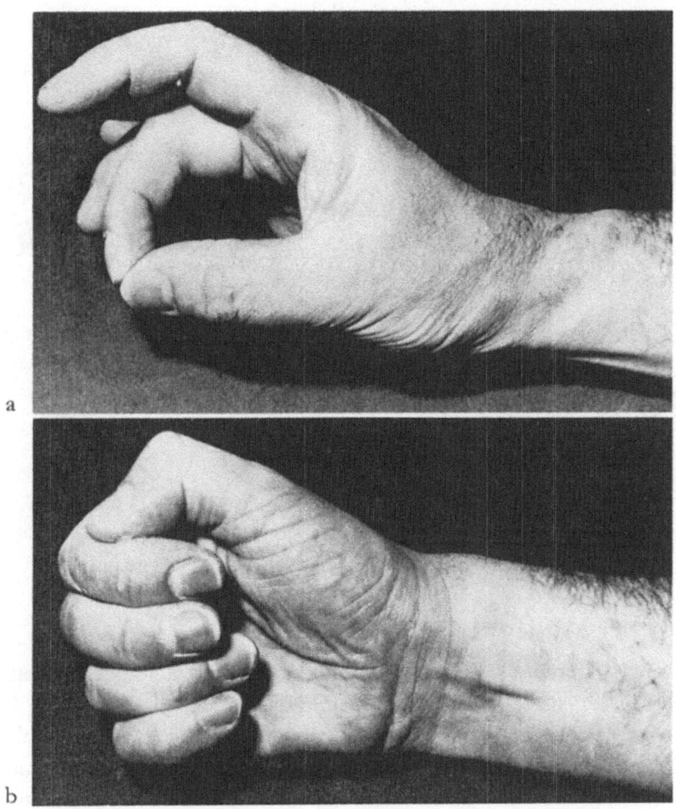

Abb. 72a u. b. Funktionsbild nach der Materialentfernung

7. Arthrodesen

Bei weitgehender Zerstörung eines Gelenkes ist häufig die Arthrodese in Funktionsstellung die einzig mögliche Therapie, sofern zumindest ein Teil der Daumen- oder Fingerfunktion für den Greifakt erhalten werden soll.

Arthrodesen der Mittelgelenke bieten meist keine nennenswerten Probleme. Im allgemeinen genügt es, die Fragmentenden nach Resektion der Gelenkflächen einander tischlermäßig anzupassen und mit einer T-Platte zu fixieren (Abb. 73).

Für die Arthrodese der Grundgelenke und mehr noch des Daumensattelgelenkes empfiehlt sich die Zwischenschaltung eines autologen Spans zur Defektüberbrückung und besseren Stabilisierung, da nach Resektion der Gelenkflächen trotz des Versuchs die fehlende axiale Kompression durch manuelle Adaptierung und Einstauchung auszugleichen wegen des verbleibenden Muskel- und Weichteilmantels eine Diastasenbildung meist nicht zu vermeiden ist (Abb. 74). Während die klinische Erfahrung zeigte, daß sich pseudarthrotische Defekte bei mechanisch guter Stabilisierung auffüllen und knöchern konsolidieren können, ist dies für die Arthrodesen der Grundgelenke und insbesondere für das Daumensattelgelenk nicht unbedingt zu erwarten. Im Dienste einer schnelleren und sicheren Konsolidierung sollte bei Arthrodesen der genannten Gelenke auf den stabilen und biologisch aktiven autologen Span nicht verzichtet werden (s. auch Abb. 136—143).

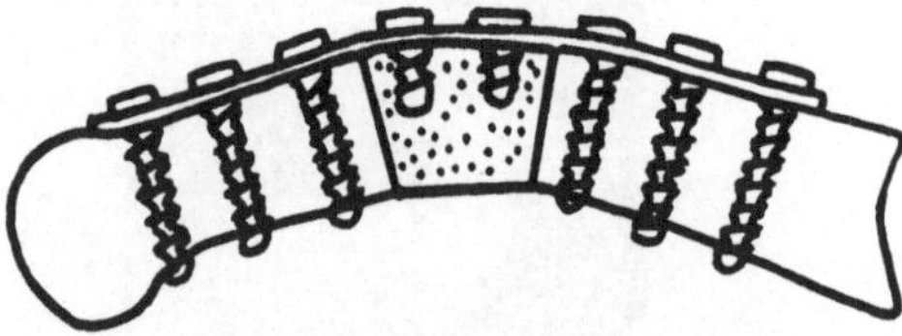

Abb. 74. Arthrodese eines Grundgelenkes mit gerader Kleinfragment-8-Loch-Platte

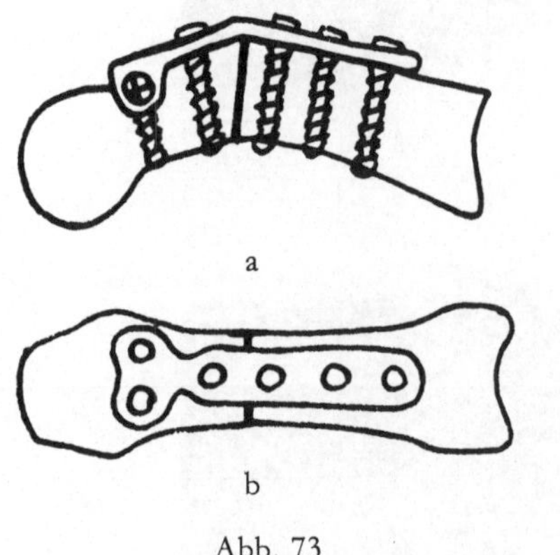

a

b

Abb. 73

Abb. 73a u. b. Arthrodese eines Mittelgelenkes mit Kleinfragment-T-Platte

8. Frakturen der Mittelglieder

Vorgehen: Im Gegensatz zu den Grundgliedfrakturen zeigen die Frakturen der Mittelglieder in der Regel geringere Dislokationen. Sofern sich auf Grund der Frakturform und Fragmentgröße eine übungsstabile Osteosynthese nicht mit ausreichender Wahrscheinlichkeit erreichen läßt, ist es sicher günstiger, konservativ zu bleiben. Eine Ausnahme bilden die Schrägbrüche des Mittelgliedschaftes, die sich mitunter durch Verschraubung gut stabilisieren lassen.

9. Frakturen der Endglieder

Die Frakturen der Endglieder stellen auf Grund ihrer anatomischen Besonderheit keine Indikation für eine AO-Osteosynthese dar. Hier ist die Bohrdrahtfixation die Methode der Wahl.

10. Pseudarthrosen und Defekte

Obwohl die operative Behandlung der Pseudarthrosen und knöchernen Defekte unter Verwendung des autologen Knochenspans seit vielen Jahren zu den Standardmethoden der Chirurgie, wie der Handchirurgie, zählt und viele ausgezeichnete Resultate erzielt werden konnten, war es bislang nicht möglich, einen defektüberbrückenden Span einzubauen, ohne gleichzeitig für eine mitunter recht langwierige äußere Ruhigstellung Sorge tragen zu müssen. Der oft zögernde Einbau des Spans in seinem Lager ist unter anderem sicher zu einem großen Teil der Tatsache zuzuschreiben, daß eine mechanisch stabile Fixation des Spans nicht in ausreichender Weise zu erzielen war und die Unruhe im Spanbett ihrerseits einer raschen Konsolidierung entgegenwirkte.

Eine deutliche Verbesserung kann hier das Kleinfragmentinstrumentarium der AO bringen. Nach unserer Erfahrung ist ein Eigenspan heute mit geringerem Risiko für den Verletzten einzubauen, wenn es gelingt, durch die Osteosynthese die stabile Lage des Spans zu sichern. Es ist nicht auszuschließen, daß auch die bei funktioneller Beanspruchung (Biegebelastung) sich entwickelnde axiale Kompression den primären Einbau des Spans unterstützt. Sofern eine sichere Stabilisation gewährleistet ist, sollte man daher nicht zögern, devitalisierte Fragmente zu entfernen und Defekte auszuräumen, um Form und Funktion möglichst weitgehend wiederherstellen zu können.

Wie aus den bisherigen Ausführungen und aus einigen der beispielmäßig zusammengestellten klinischen Fälle ersichtlich, genügt bei den Pseudarthrosen häufig eine mechanisch exakte Stabilisierung, um auch alte Fehlgelenkbildungen und nicht heilende Frakturen konsolidieren zu lassen. In diesen Fällen ist besonders eindrucksvoll, daß der Gewinn an knöcherner Festigung Hand in Hand geht mit einem erheblichen Funktionsgewinn, da bei exakten und übungsstabilen Osteosynthesen auf die äußere Ruhigstellung verzichtet werden und eine intensive krankengymnastische Übungsbehandlung bereits während der Knochenheilung durchgeführt werden kann.

E. Beispiele typischer AO-Osteosynthesen aus der Traumatologie und Wiederherstellungschirurgie der Hand

Wie bereits früher ausgeführt, wurden die wesentlichen Indikationen für die Anwendung des hier vorgestellten Osteosyntheseverfahrens im Laufe von 7 Jahren kritisch geprüft. Im folgenden sollen die Hauptindikationen mit einigen typischen Beispielen belegt werden.

Traumatologie

I. Primärversorgung

1. Offene Frakturen, insbesondere jene mit großen Knochendefekten

a) Kreissägeverletzung mit großem Weichteil- und Muskeldefekt, Zerstörung des Daumengrundgelenkes und Verlust dorsaler Anteile des Grundgelenkes und des Metakarpale I. Durchtrennung der Sehnen der Mm. extensor poll. long. und brevis

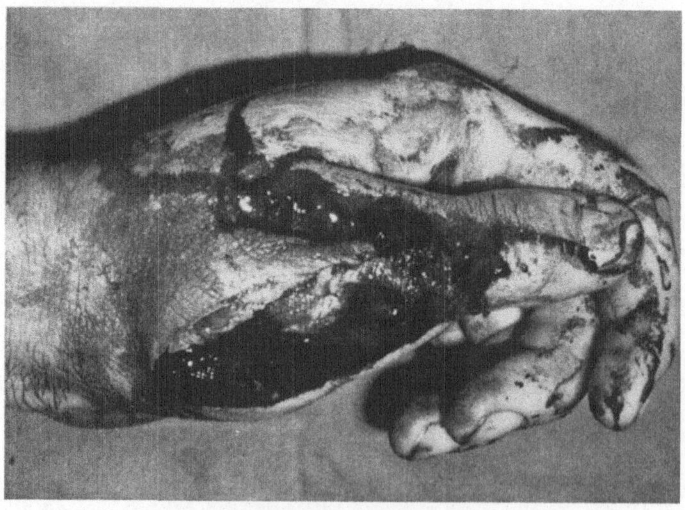

Abb. 75. Schwere Kreissägeverletzung mit Knochen- und Weichteildefekten

sowie der Sehne des M. abductor poll. Versorgung mit einer geraden 8-Loch-Platte. Von der primären Einbringung eines autologen Knochenspans wurde wegen der unsicheren Wundverhältnisse Abstand genommen. Äußere Ruhigstellung zur Sicherung der Wundheilung für eine Woche. Primäre Wundheilung. Wegen be-

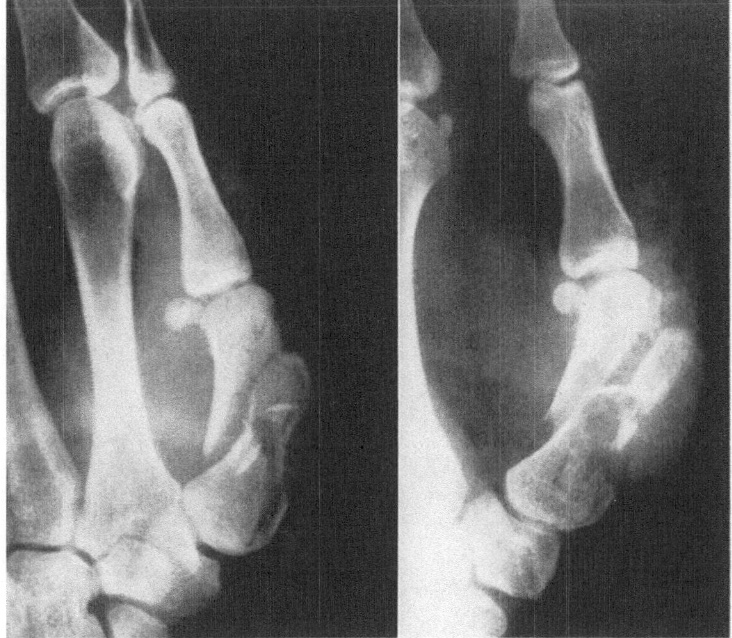

Abb. 76. Unfallröntgenbild

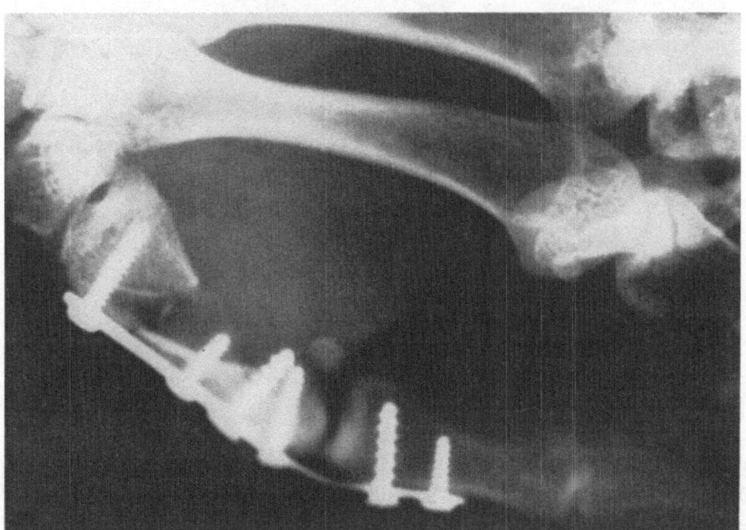

Abb. 77. Operative Versorgung mit gerader 8-Loch-Platte

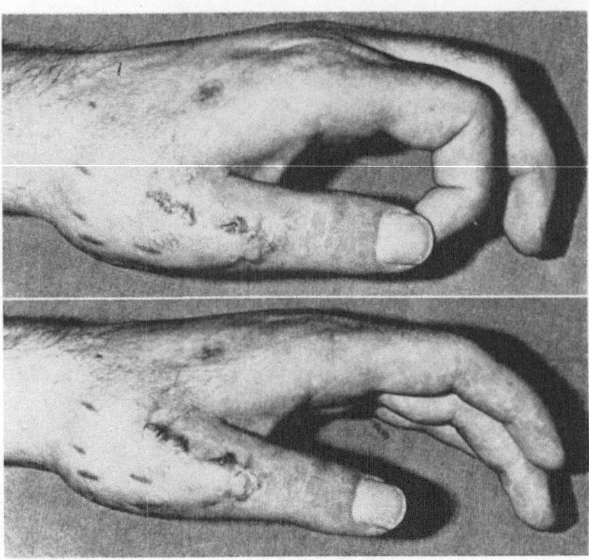

Abb. 78. Funktionsbilder bei Abschluß der Wundheilung

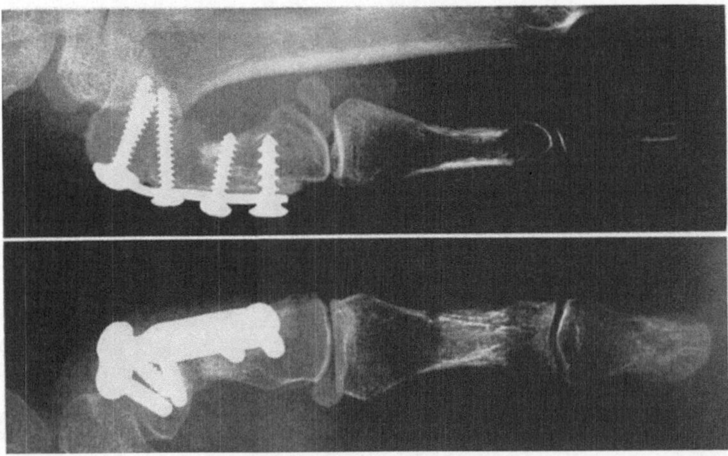

Abb. 79. Sekundäre Implantation eines autologen corticospongiösen Beckenkammspans wegen beginnender Pseudoarthrosenbildung und Stabilisierung mit 3-Loch-T-Platte

ginnender Pseudarthrosenbildung sekundäre Implantation eines autologen corticospongiösen Beckenkammspans und Stabilisierung mit einer 3-Loch-T-Platte. Wiederum primäre Wundheilung und gute knöcherne Konsolidierung. Leider verblieb eine gewisse volare Abwinkelung des Metakarpale I. Das Osteosynthesematerial wurde inzwischen entfernt (Abb. 75—81).

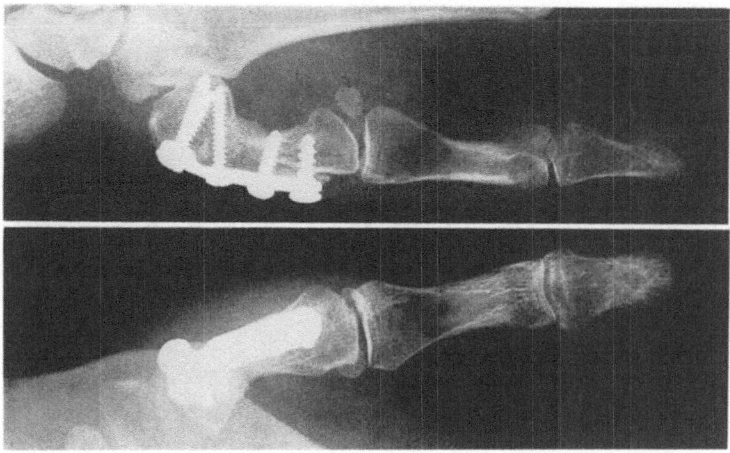

Abb. 80. Gute Konsolidierung

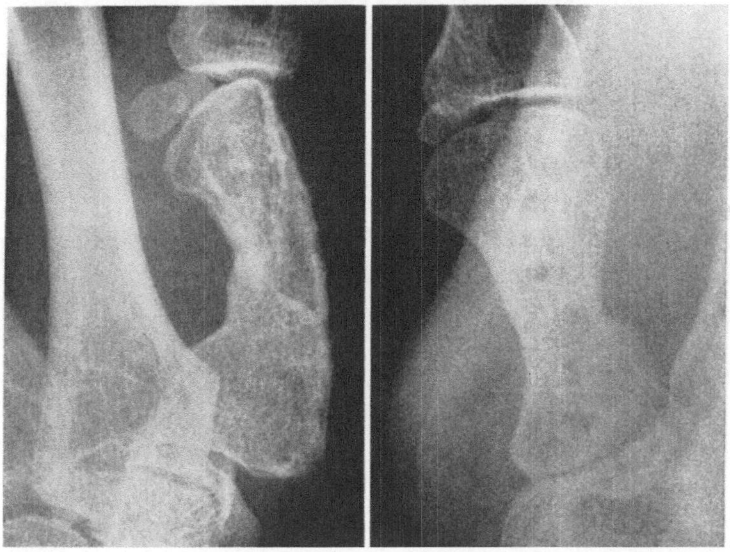

Abb. 81. Materialentfernung

b) Kreissägeverletzung mit offener subkapitaler Fraktur des Metakarpale I und Durchtrennung der Sehne des M. extensor pollicis longus und des M. extensor pollicis brevis. Versorgung mit einer 3-Loch-T-Platte. Elastischer Verband, keine äußere Ruhigstellung. Nach primärer Wundheilung und Entfernung der Ausziehdrahtnaht konnte sofort mit einer intensiven Übungsbehandlung begonnen werden (Abb. 82—89).

5*

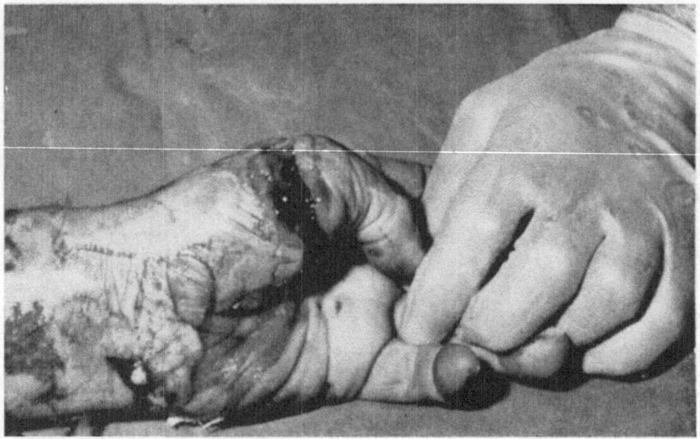

Abb. 82. Kreissägeverletzung mit offener Fraktur Metakarpale I und Durchtrennung der Sehnen der Mm. ext. poll. longus und brevis

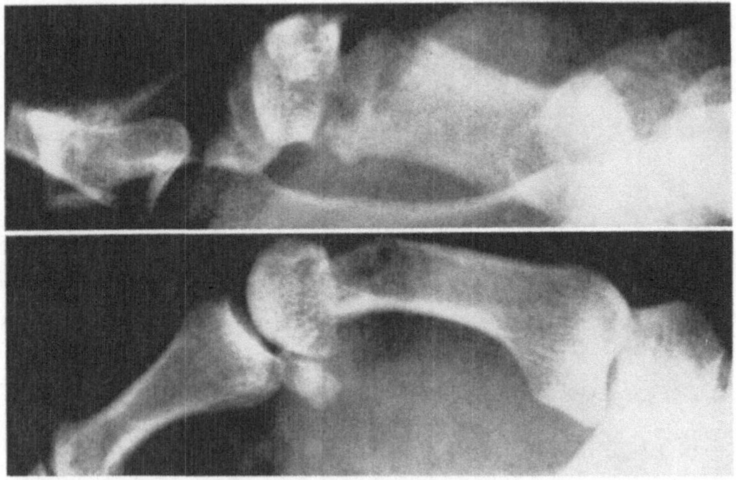

Abb. 83. Unfallröntgenbild

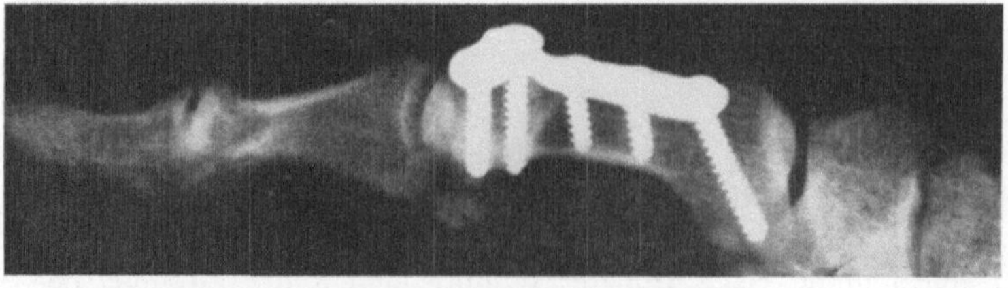

Abb. 84. Intraoperative Röntgenkontrolle vor Versorgung der Sehnen. Stabilisierung mit 3-Loch-T-Platte

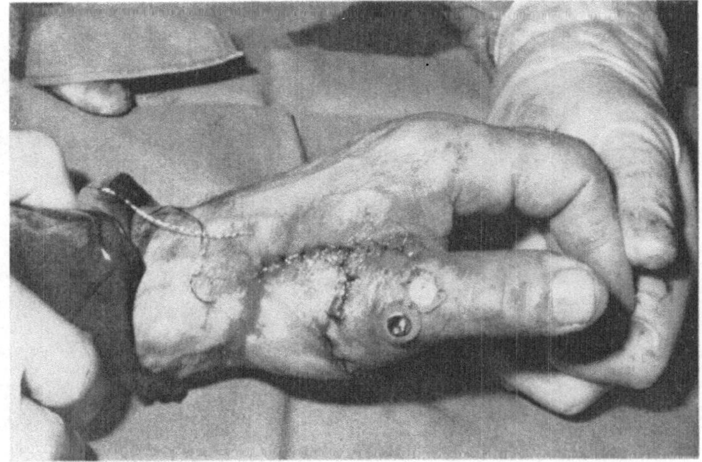

Abb. 85. Abschluß der operativen Versorgung mit Ausziehdraht-nähten für die Daumenstrecksehnen

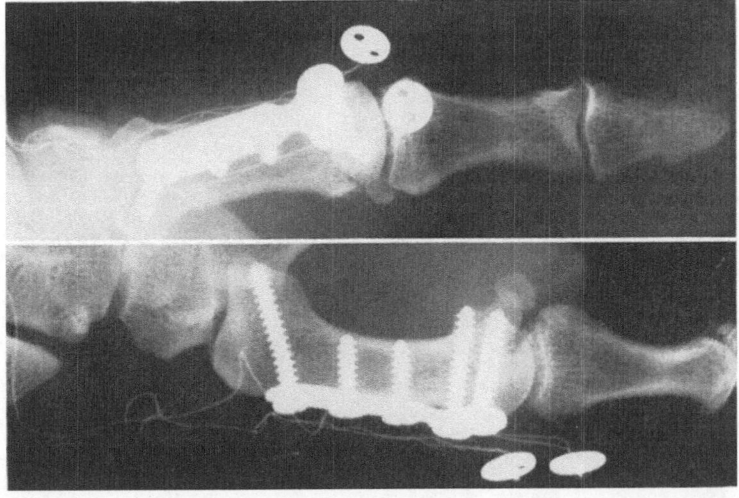

Abb. 86. AO-Osteosynthese und Ausziehdrahtnaht 18 Tage post operationem

2. Geschlossene Frakturen

a) Ohne Sehnenverletzungen

aa) Geschlossene basisnahe Fraktur des Metakarpale I. Es handelte sich bei dem Patienten um einen Studenten des Polytechnikums, der wenige Tage vor seinem Examen stand.

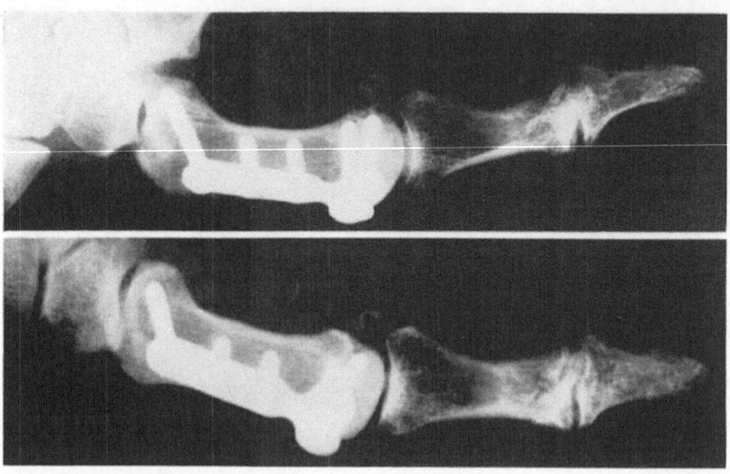

Abb. 87. 8 Monate post operationem

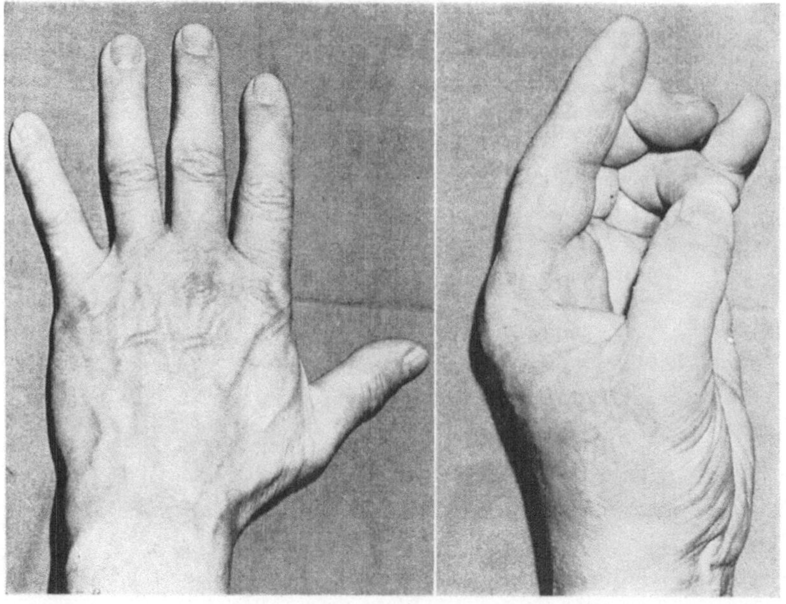

Abb. 88. Funktionsbild nach Abschluß der Wundheilung und Entfernung der Ausziehdrahtnähte

Versorgung mit einer 2-Loch-Rechtwinkelplatte. Mit einem Tubegauze-Schutzverband konnte er nach der operativen Versorgung seine Examenszeichnungen anfertigen (Abb. 90—93)

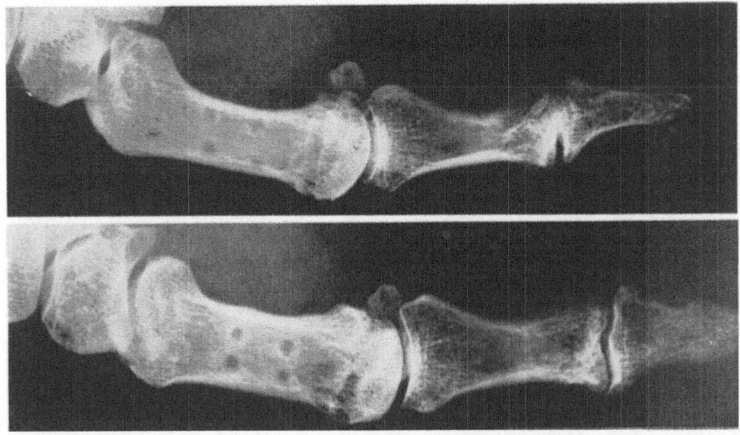

Abb. 89. Materialentfernung

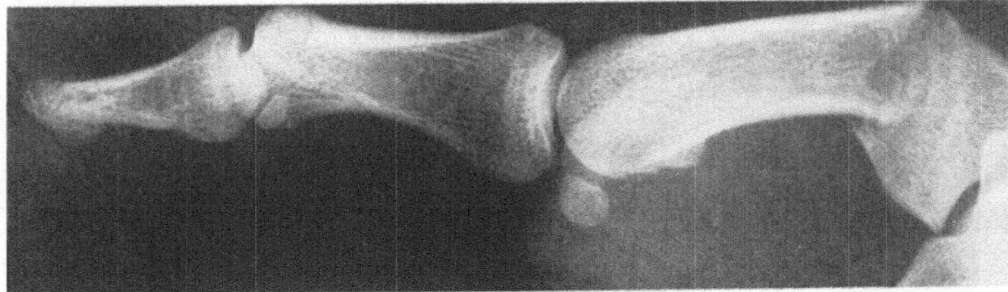

Abb. 90. Geschlossene basisnahe Fraktur des Metakarpale I

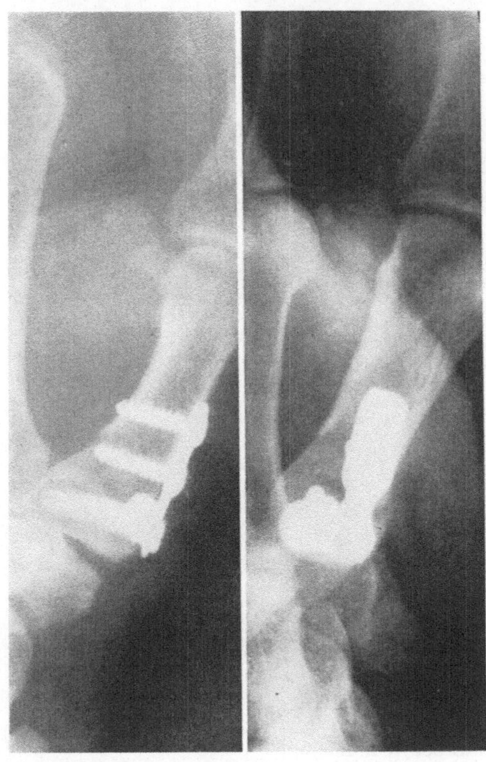

Abb. 91. AO-Osteosynthese mit 2-Loch-Rechtwinkelplatte (intraoperativ)

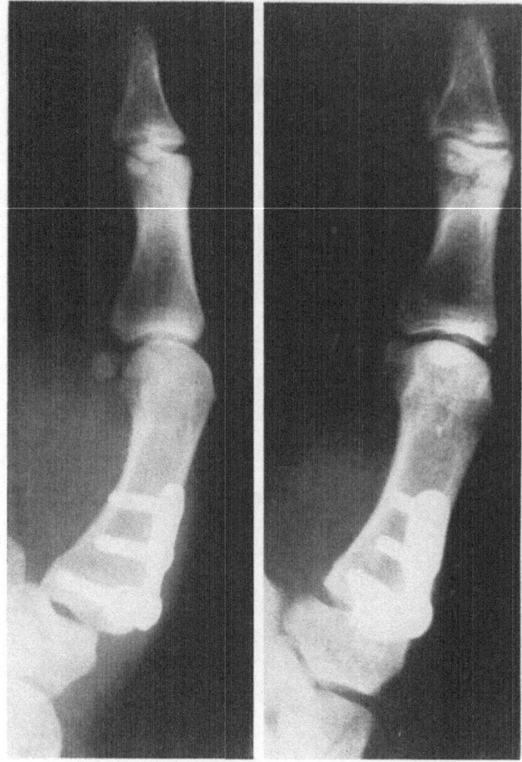

Abb. 92. 11 Monate post operationem

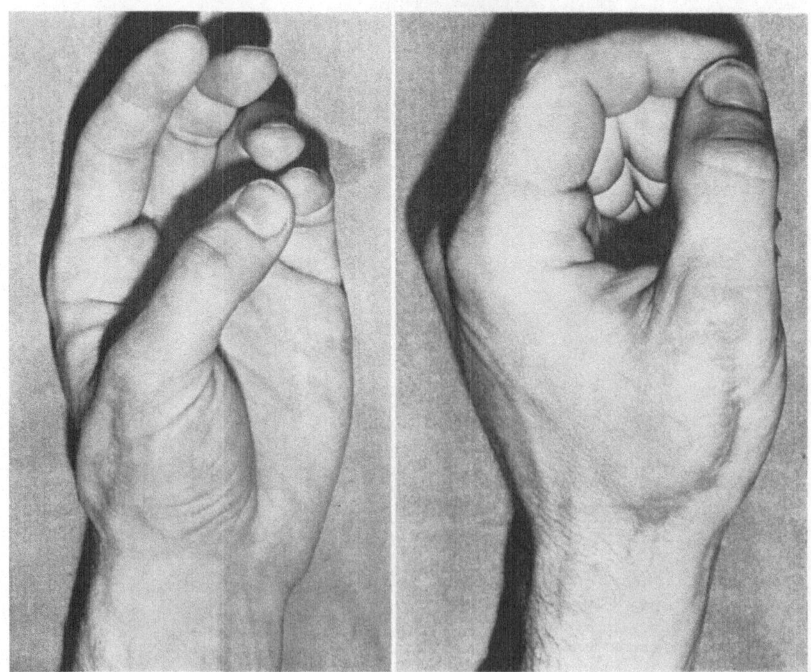

Abb. 93. Funktionsbilder nach Abschluß der Wundheilung

b) Schlecht reponierbare Frakturen (insbesondere Bennett-Frakturen und Grundgliedfrakturen)

ba) Bennett-Fraktur mit relativ kleinem medialen Fragment. Nach vergeblichen Repositionsversuchen operative Versorgung mit einer Schraube. Trotz Verbleibens einer kleinen Gelenkstufe gutes funktionelles Resultat (Abb. 94—98).

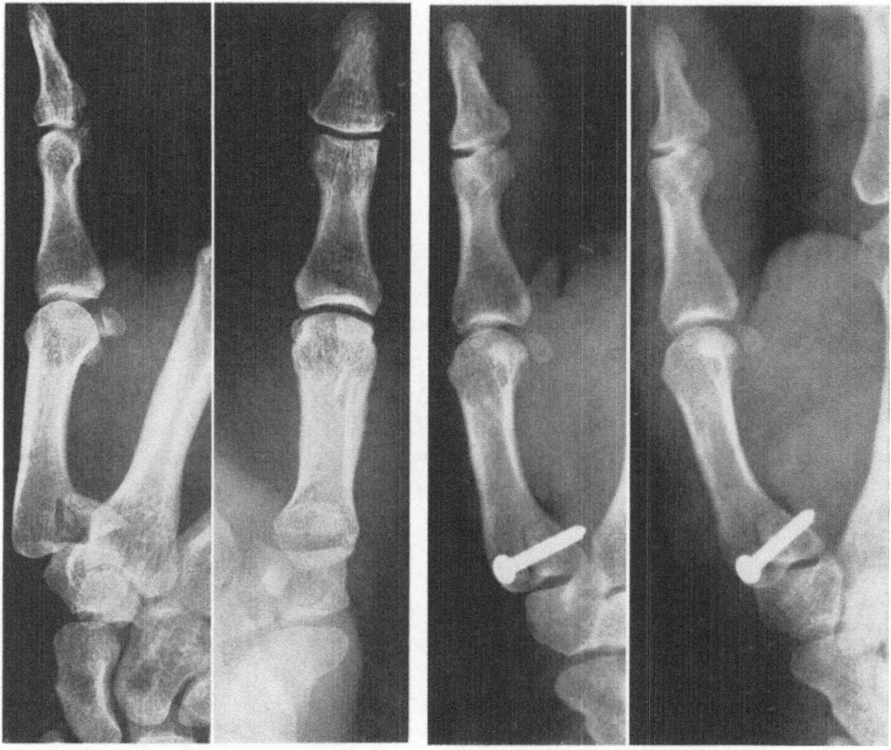

Abb. 94. Bennett-Fraktur   Abb. 95. Intraoperatives Röntgenbild

bb) Drehbrüche der Mittelhandknochen IV und V mit Verkürzung. Versorgung durch Verschraubung. Keine äußere Ruhigstellung, sofortige Übungsbehandlung. Primäre Wundheilung, primäre Knochenheilung. Nach 2 Wochen voller Faustschluß bei minimalem Streckdefizit in den Grundgelenken (Abb. 99—103).

bc) Grundgliedschrägbruch D_4, der nach einigen vergeblichen Repositionsversuchen eingewiesen wurde. Versorgung mit einer einzelnen Corticalisschraube. Keine äußere Ruhigstellung. Sofortige Übungsbehandlung. Primäre Wundheilung, primäre Knochenheilung. Nach 2 Wochen voller Faustschluß bei geringem Streckdefizit im Mittelgelenk (Abb. 104—108).

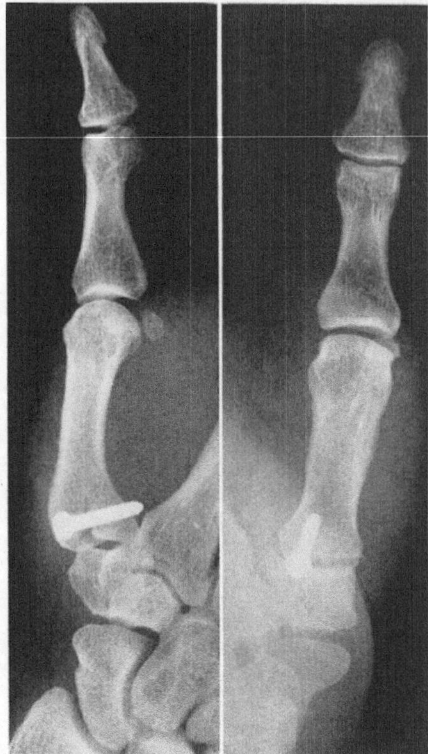

Abb. 96. 14 Tage
post operationem

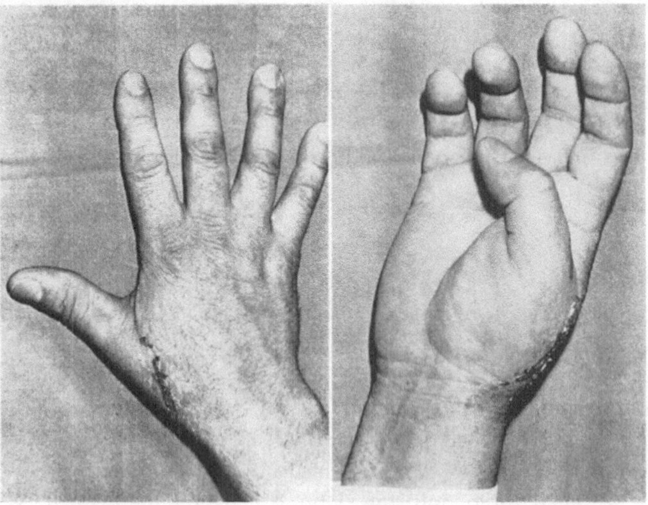

Abb. 97. Funktionsbild 10 Tage post operationem

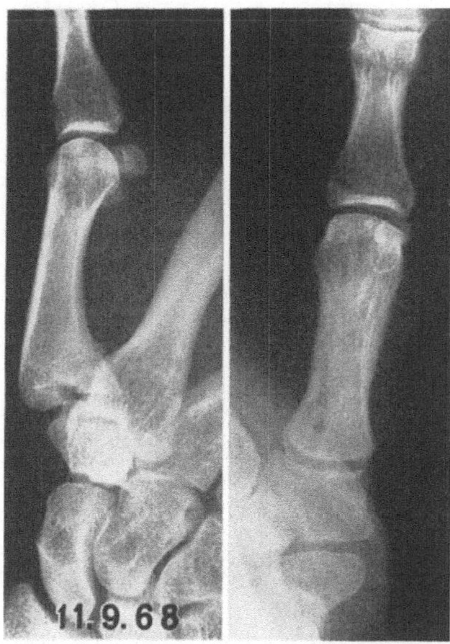

Abb. 98. Röntgenkontrolle nach Materialentfernung

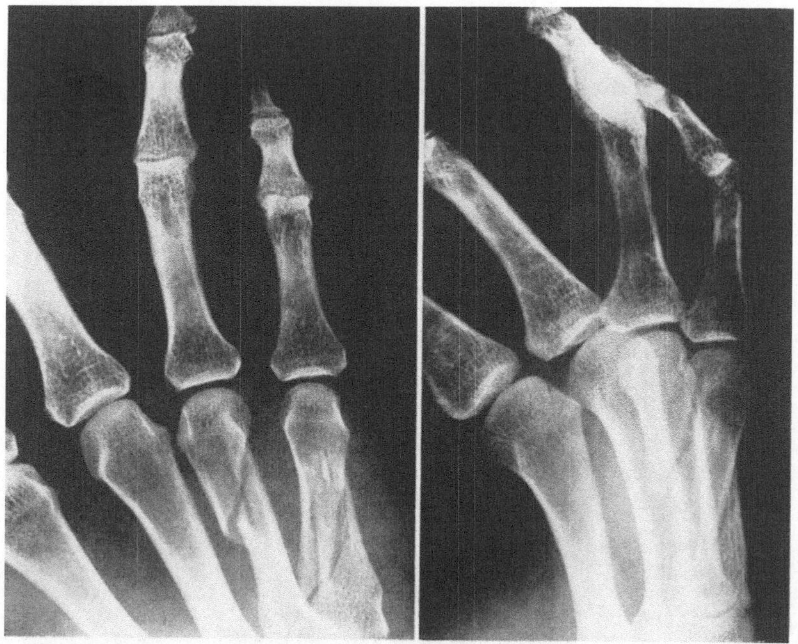

Abb. 99. Drehbrüche der Mittelhandknochen IV und V

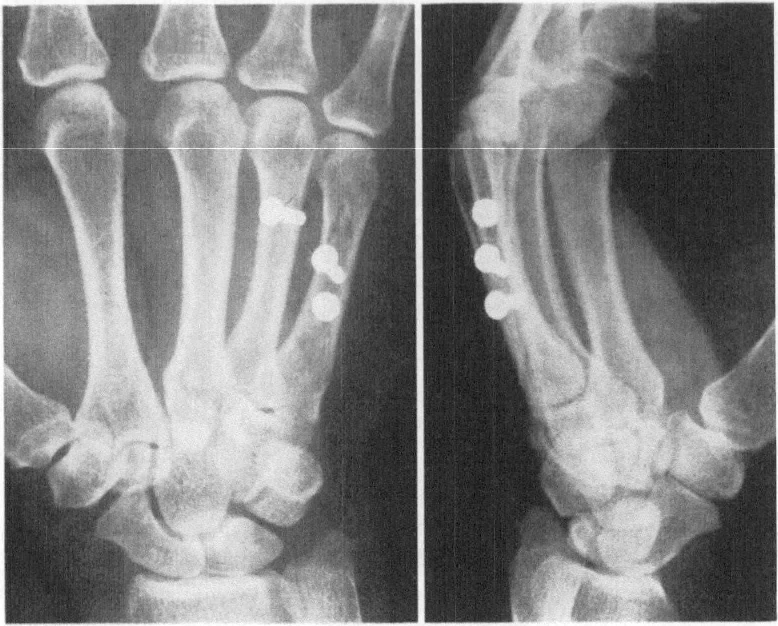

Abb. 100. Intraoperatives Röntgenbild

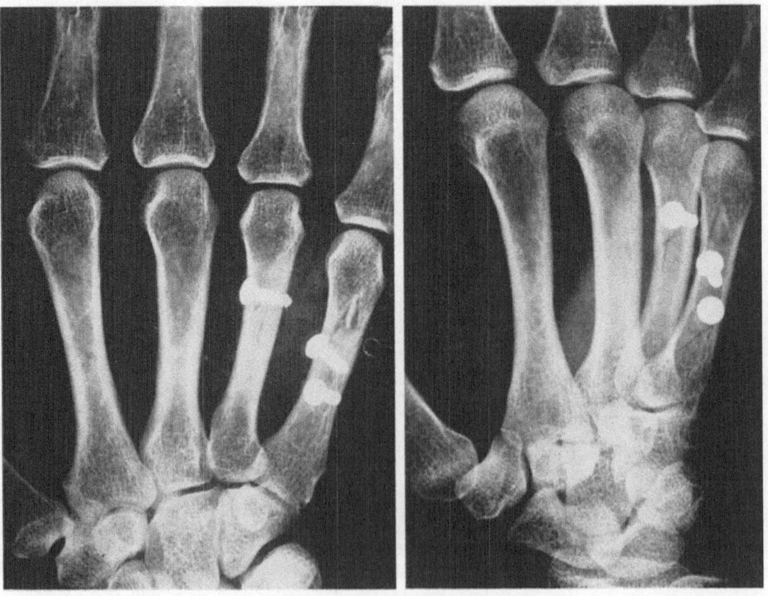

Abb. 101. 14 Tage post operationem

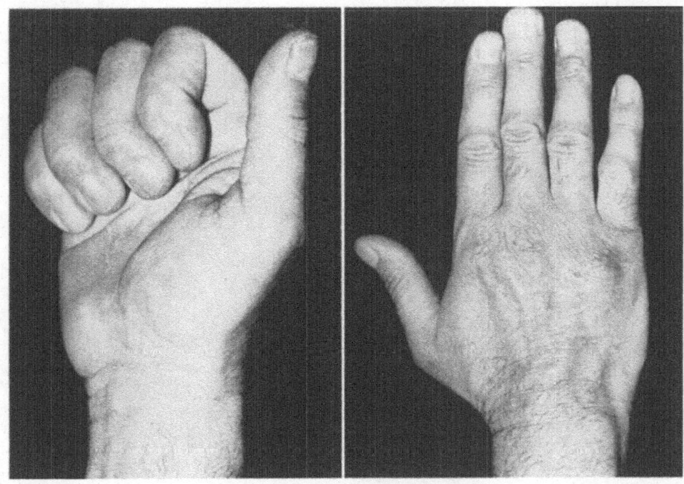

Abb. 102. Funktionsbild nach Abschluß der Wundheilung

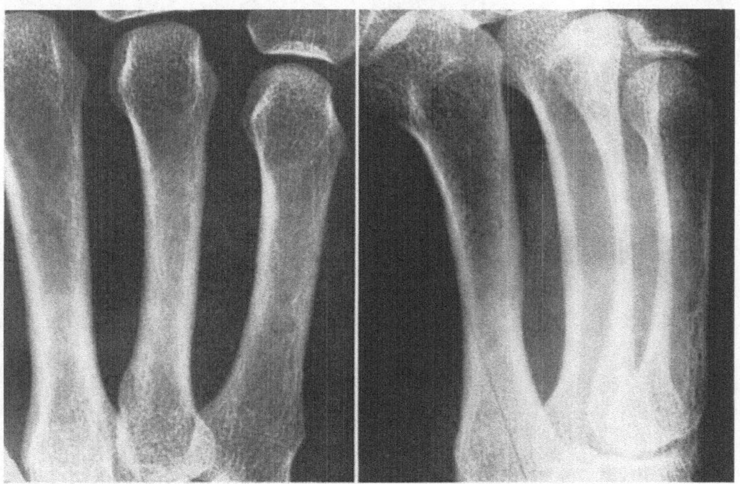

Abb. 103. $^{1}/_{2}$ Jahr nach Materialentfernung

II. Sekundärversorgung

1. Instabile Frakturen (mit und ohne Fehlstellung)

Alter Grundgliedschrägbruch D_3 mit verzögerter Knochenheilung. Versorgung mit seitlich angelegter 4-Loch-Platte. Eine anatomisch ideale Reposition war nicht mehr möglich. Hier hätte auch der Versuch gemacht werden können, mit zwei einzelnen Corticalisschrauben zu stabilisieren. Keine äußere Ruhigstellung. Voller Faustschluß bei geringem Streckdefizit im Mittelgelenk nach 14 Tagen. Callusfreie Konsolidierung (Abb. 109—113).

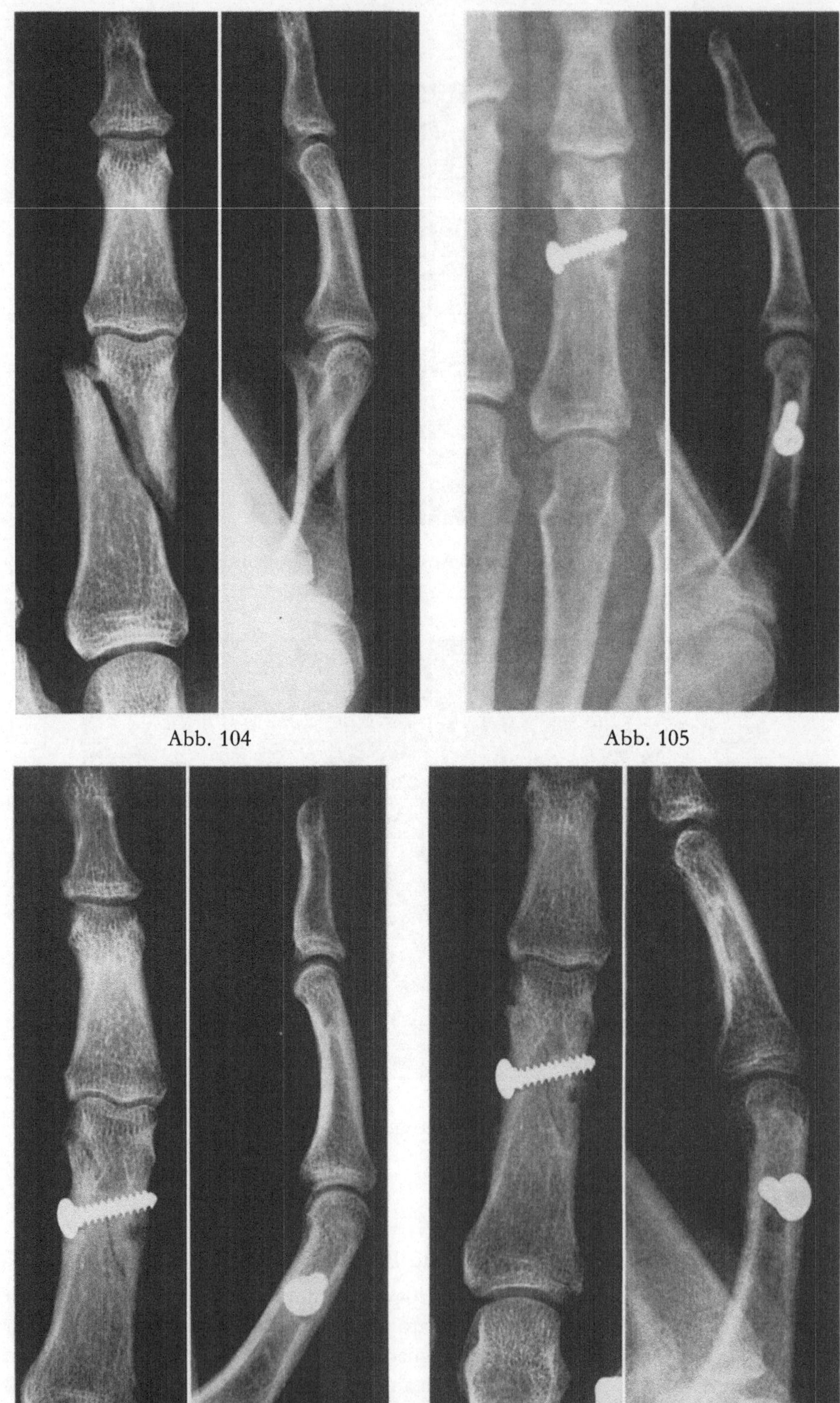

Abb. 104   Abb. 105

Abb. 106   Abb. 107

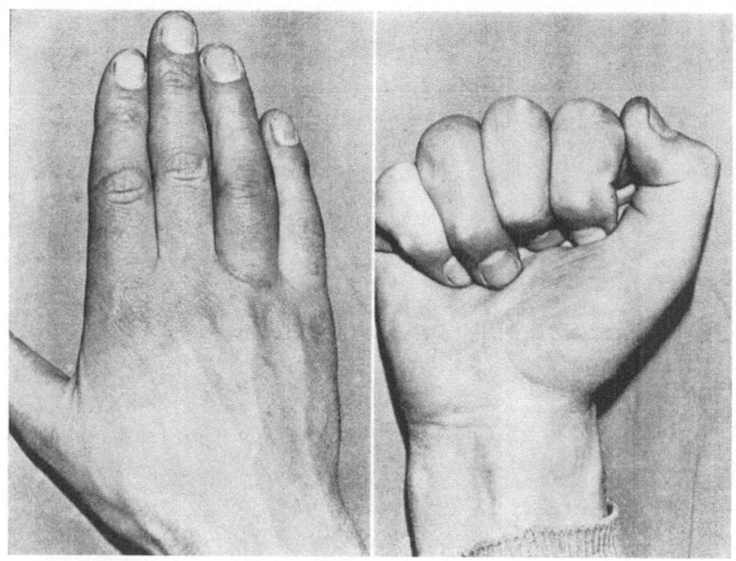

Abb. 108. Funktionsbild nach Abschluß der Wundheilung

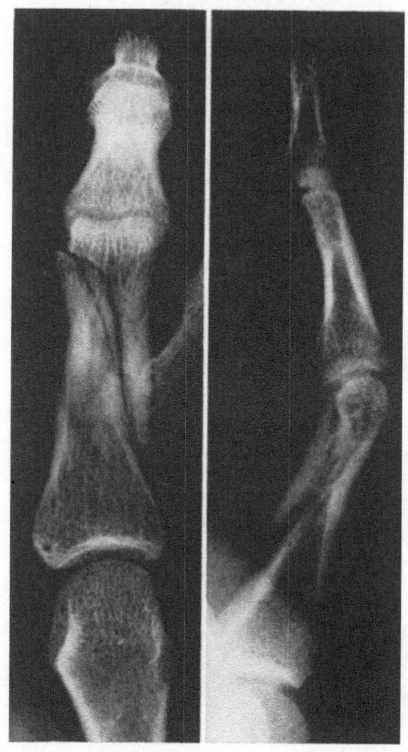

Abb. 109. Alter Grundgliedschrägbruch mit
verzögerter Knochenheilung

Abb. 104. Grundgliedschrägbruch (Unfallbild)
Abb. 105. Verschraubung nach vergeblicher geschlossener Reposition (intraoperativ)
Abb. 106. 14 Tage post operationem
Abb. 107. 5 Wochen post operationem

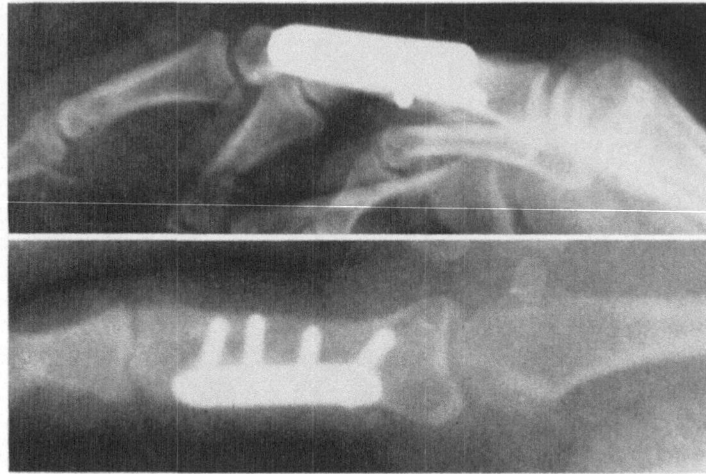

Abb. 110. AO-Osteosynthese mit gerader 4-Loch-Platte (intraoperativ).
Ideale anatomische Reposition nicht mehr möglich

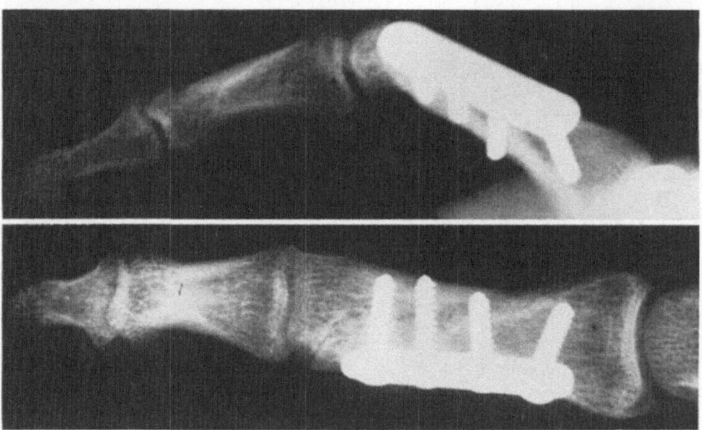

Abb. 111. 14 Wochen postoperationem

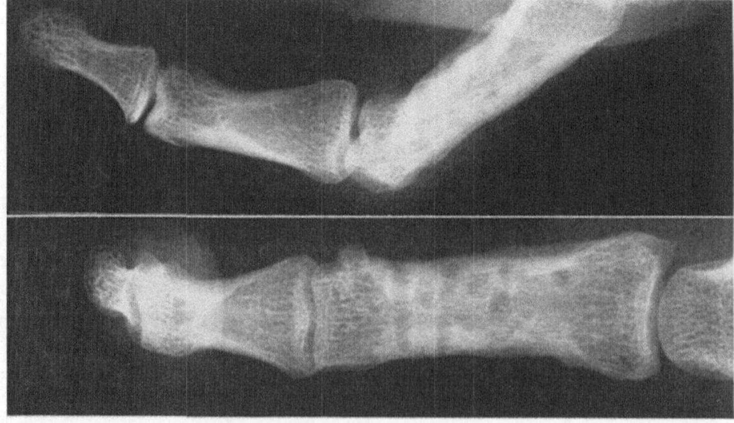

Abb. 112. Materialentfernung

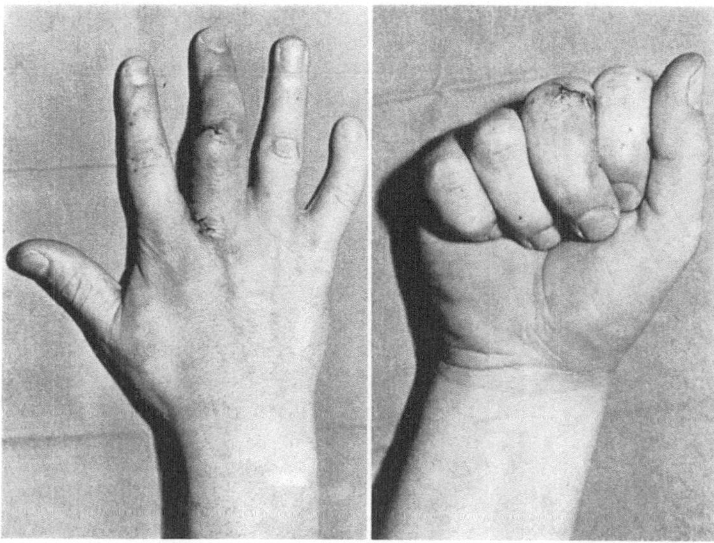

Abb. 113. Funktionsbild während der Wundheilung

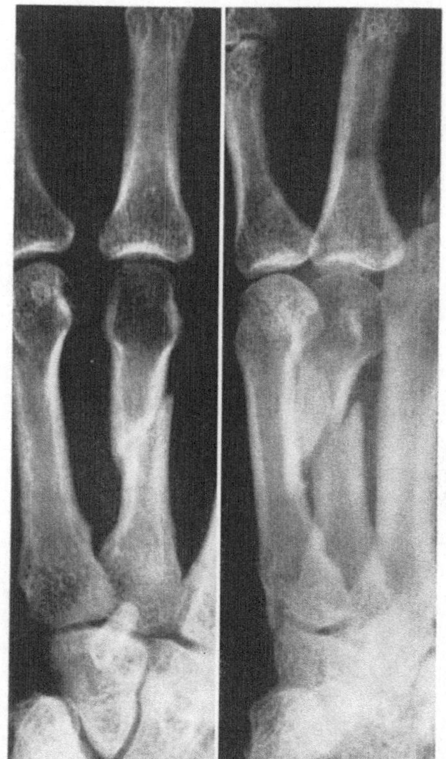

Abb. 114. 12 Wochen alter Schrägbruch Metakarpale IV. Fast vollständiger Funktionsausfall im Grundgelenk

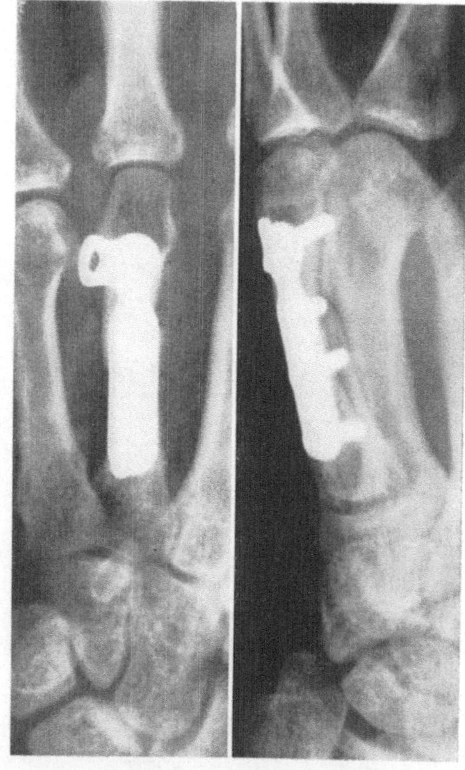

Abb. 115. AO-Osteosynthese mit 3-Loch-Rechtwinkelplatte (intraoperativ)

6   Pannike, Osteosynthese

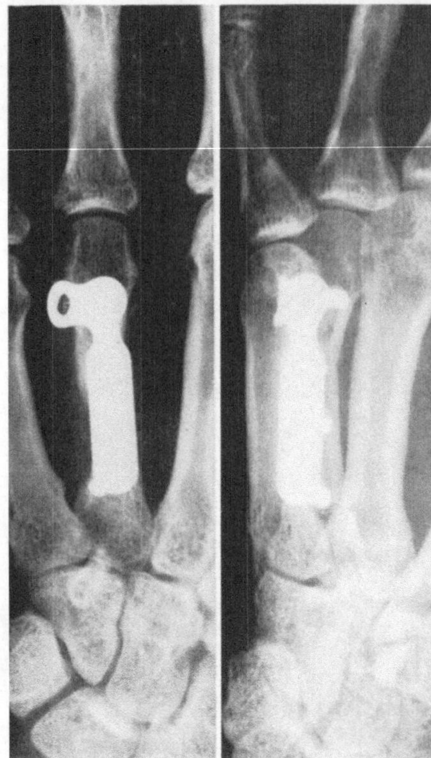

Abb. 116. 14 Tage post operationem

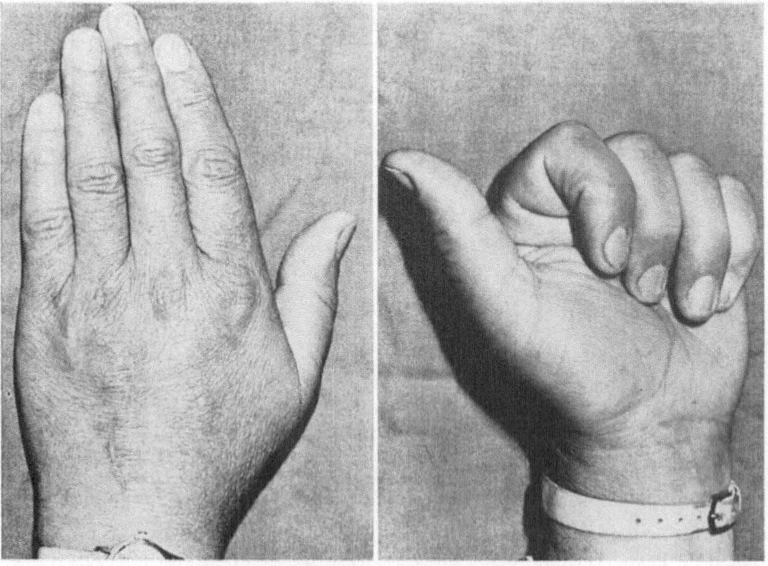

Abb. 117. Funktionsbild nach Abschluß der Wundheilung

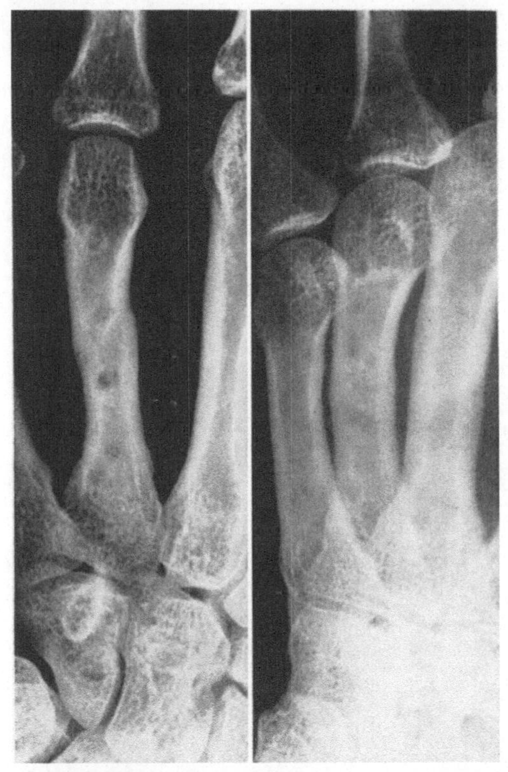

Abb. 118. Materialentfernung

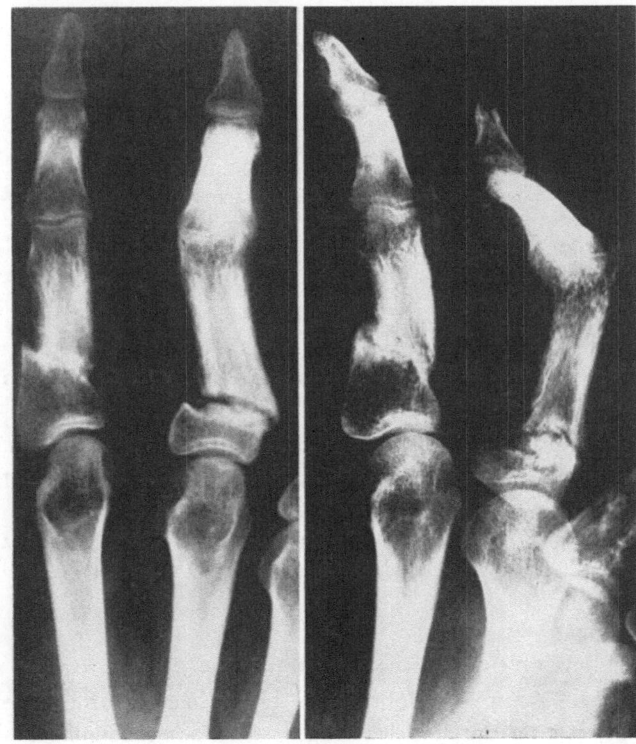

Abb. 119. Grundglied-
pseudarthrose D_3. Die
Grundgliedfraktur D_2
war bereits klinisch fest

2. In Fehlstellung konsolidierte Frakturen

Zwölf Wochen alter Schrägbruch des Metakarpale IV. Fast vollständiger Funktionsausfall im Grundgelenk D_4. Osteotomie und Versorgung mit 5-Loch-Platte (ein
unbesetztes Loch). Keine äußere Ruhigstellung. Sofortige Übungsbehandlung.
Volle Funktion nach $3^1/_2$ Wochen (Abb. 114—118).

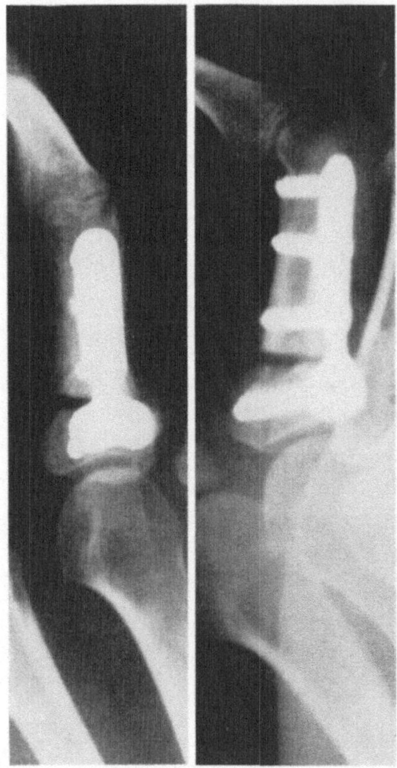

Abb. 120. AO-Osteosynthese einer Pseudarthrose mit 3-Loch-T-Platte. (Intraoperativ deutliche Diastase der Fragmente)

3. Pseudarthrosen

a) Grundgliedpseudarthrose D_3 mit Rotationsfehler und fast vollständigem Ausfall der aktiven Funktion im Grundgelenk

Bei der AO-Osteosynthese mit 3-Loch-T-Platte verblieb ein deutlicher Spalt.
Primäre Knochenheilung, da exakte Ruhigstellung des Pseudarthrosespaltes erreicht
worden war.

Keine äußere Fixation, keine physiotherapeutische Nachbehandlung. Voller
Faustschluß bei mäßigem Streckdefizit im Mittelgelenk nach $2^1/_2$ Wochen (Abb. 119
bis 125).

b) Alte Pseudarthrose im Bereich des Daumengrundgelenkes

Deutlicher Druckschmerz beugeseitig in Höhe des Grundgelenkes. Erhebliche
Funktionsbeeinträchtigung, verstärkt durch gleichzeitig bestehende Schädigung des

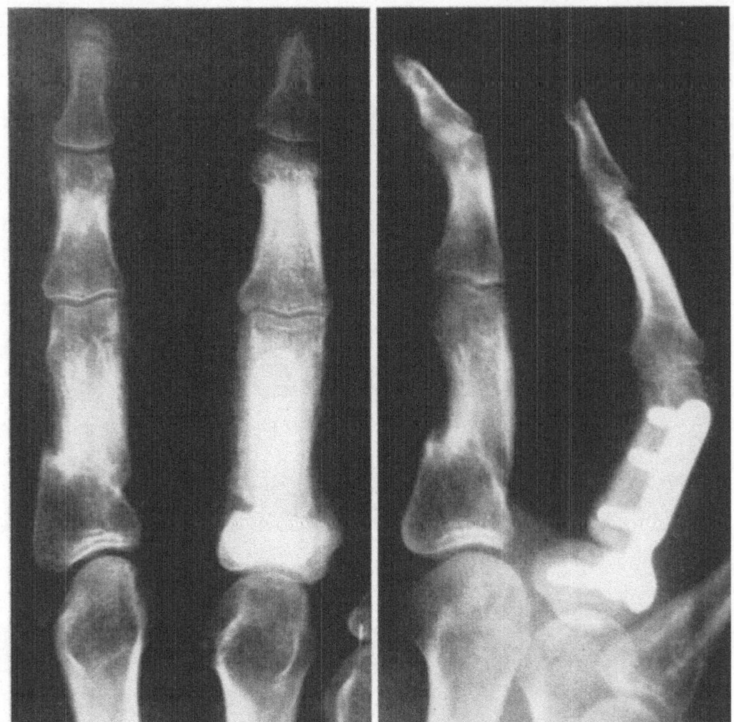

Abb. 121. 4 Wochen post operationem. Deutliche Verschmälerung der Diastase.Voller Faustanschluß

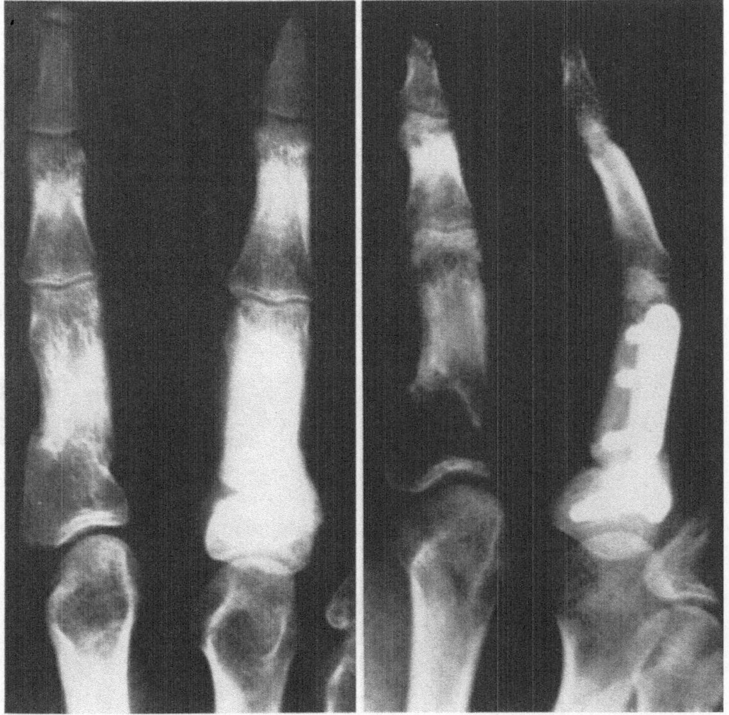

Abb. 122. Weiteres Fortschreiten der Konsolidierung durch Fortbestehen der Stabilität der Osteosynthese

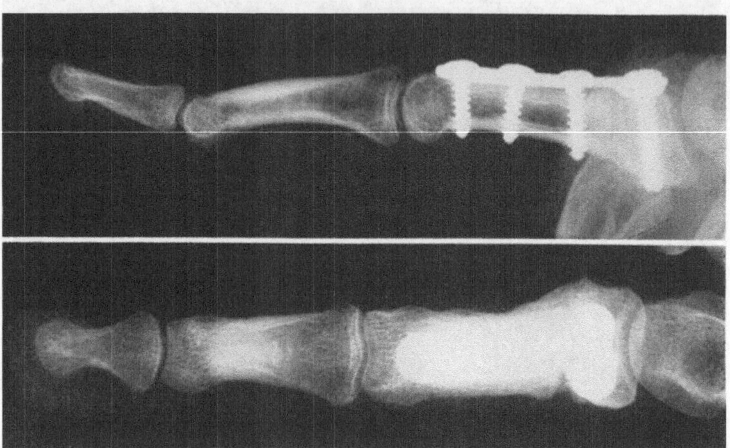

Abb. 123. 5 Monate post operationem

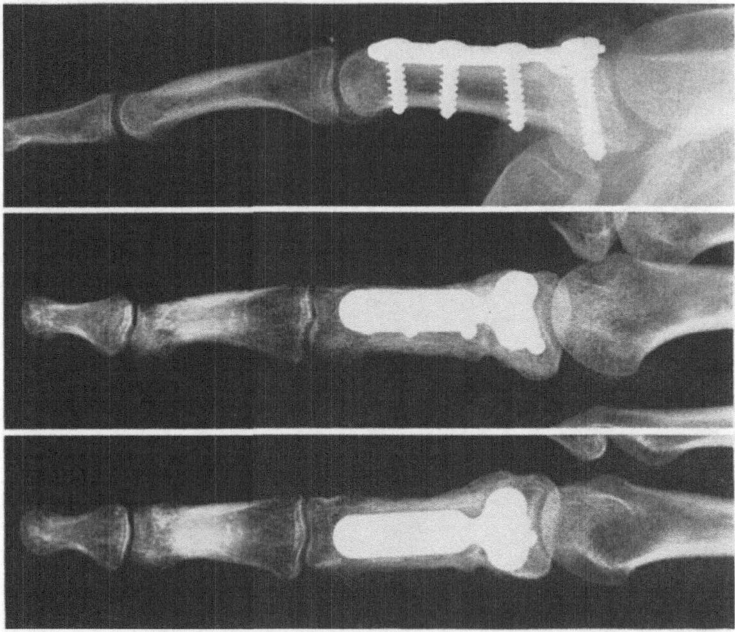

Abb. 124. 7 Monate post operationem. Konsolidierung trotz primär großer
Diastase abgeschlossen

Endgelenkes. Stabilisierung mit einer Schraube. Die Dorsalabwinkelung des Daumengrundgliedes wurde belassen, da durch sie die mangelnde Funktion des Endgelenkes
teilweise kompensiert wird (Abb. 126—127).

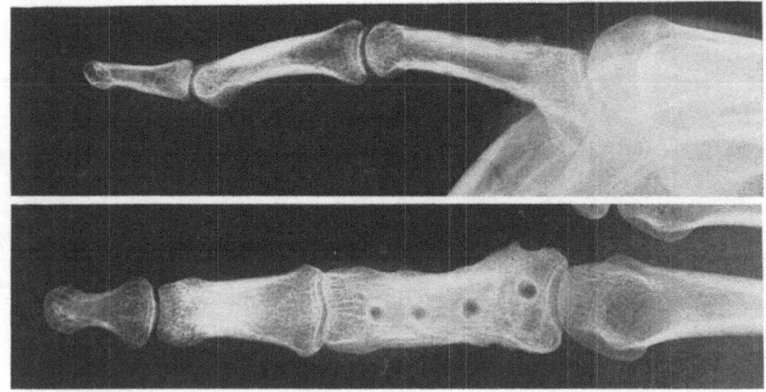

Abb. 125. Materialentfernung

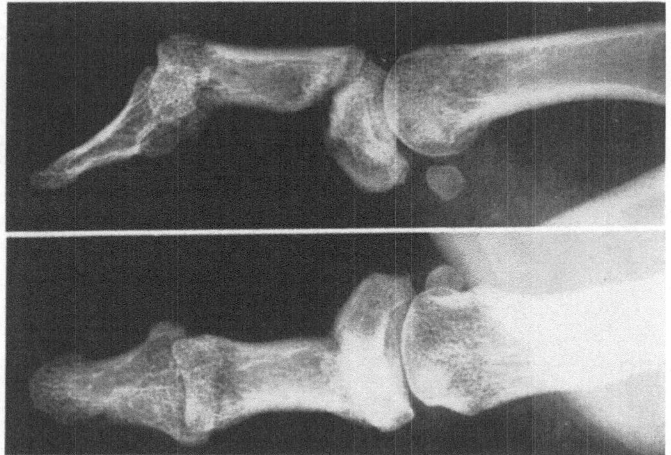

Abb. 126. Alte Pseudarthrose im Bereich des Daumengrundgliedes

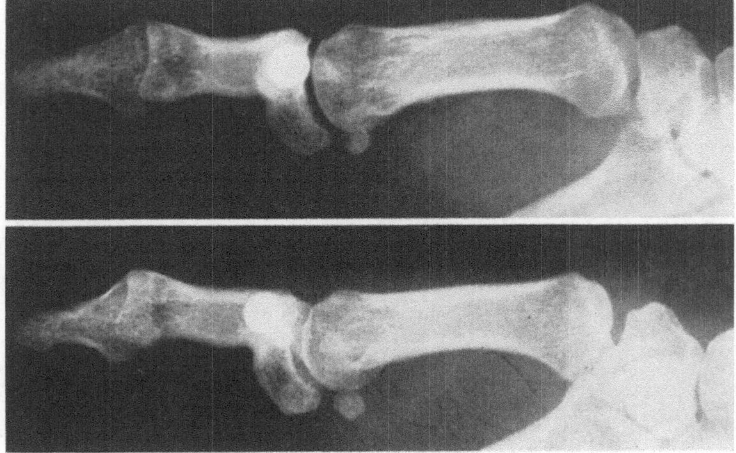

Abb. 127. Konsolidierung nach Stabilisation mit einer Schraube

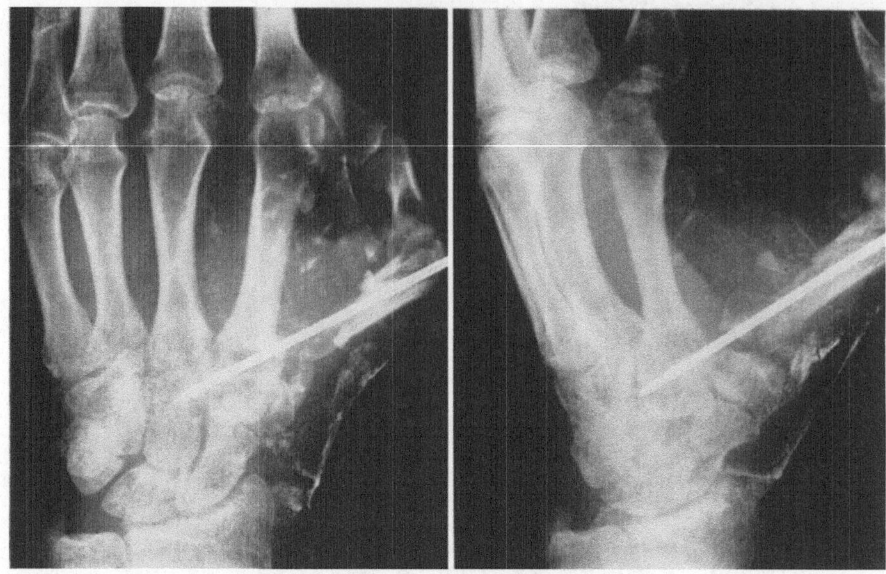

Abb. 128. Offene Osteomyelitis des Daumengrundgelenkes (Aufnahmebefund)

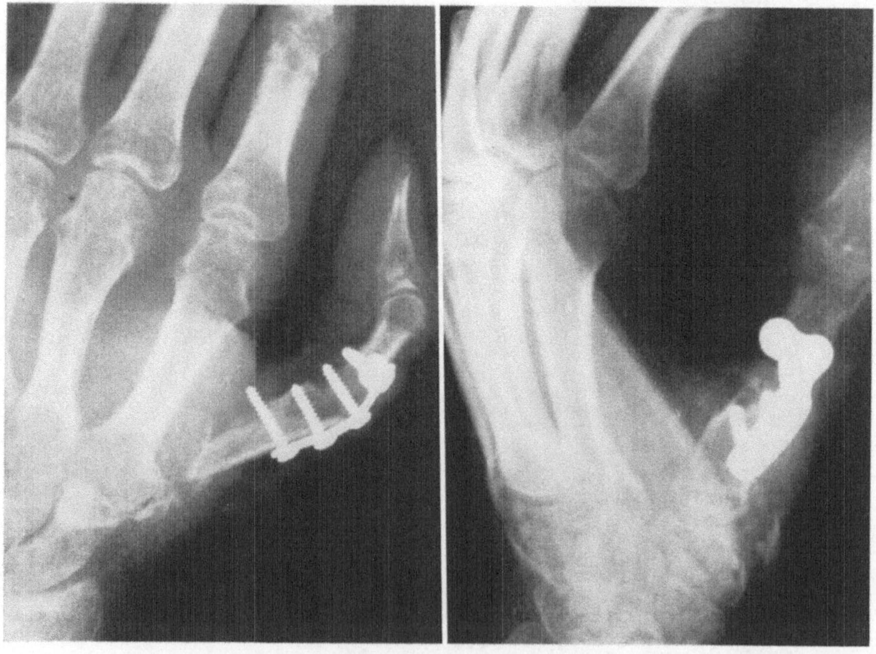

Abb. 129. Primäre Arthrodese mit 3-Loch-Platte (intraoperativ)

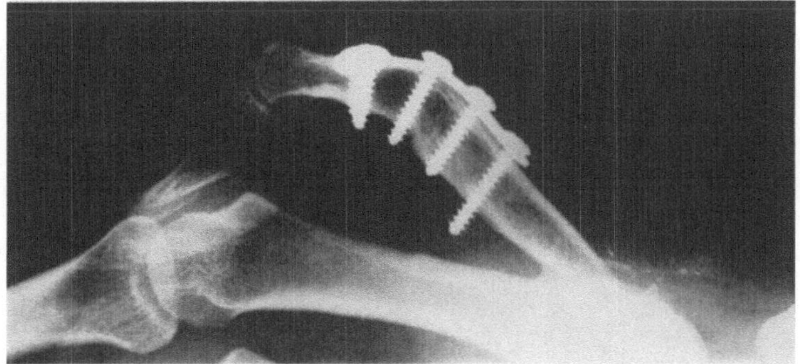

Abb. 130. Primäre Wundheilung, primäre Knochenheilung. Trotz primärer Wund- und Knochenheilung nach Arthrodese des Daumengelenkes mußte der Daumen später geopfert werden, da die intraartikulären Frakturen des Karpometakarpalgelenkes I und die durch die voraufgegangenen ausgedehnten traumatischen und infektiösen Weichteilschäden eine irreversible Adduktionskontraktur des Daumens zur Folge hatten

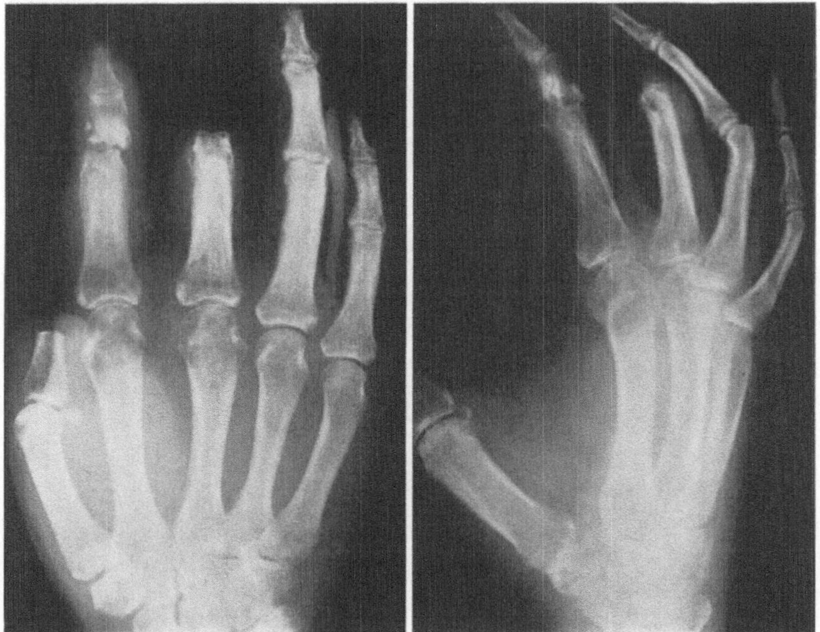

Abb. 131. Offene Osteomyelitis des Zeigefingermittelgelenkes

4. Stabilisierung infizierter Knochen und Gelenke (z. B. Arthrodese)

a) Offene Osteomyelitis im Bereich des Daumengrundgelenkes. Primäre Arthrodese nach Resektion der Gelenkreste (5-Loch-Platte). Primäre Wundheilung, primäre Knochenheilung. Wegen der gleichzeitig bestehenden Zerstörung des Daumen-

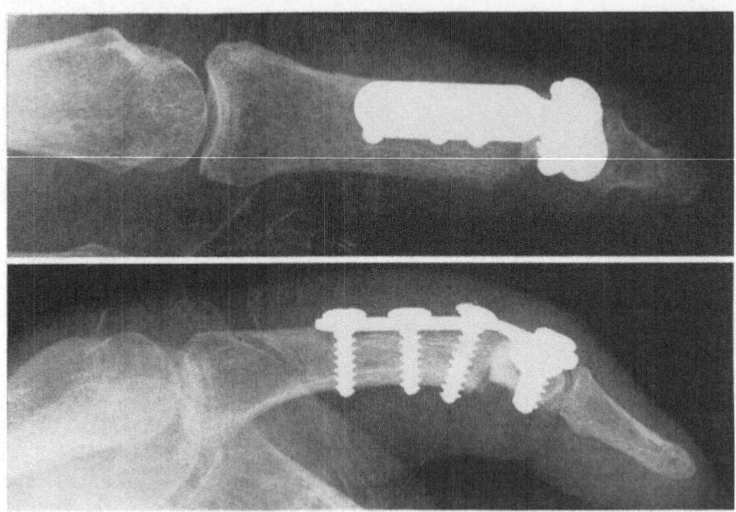

Abb. 132. Arthrodese mit 3-Loch-T-Platte (intraoperativ

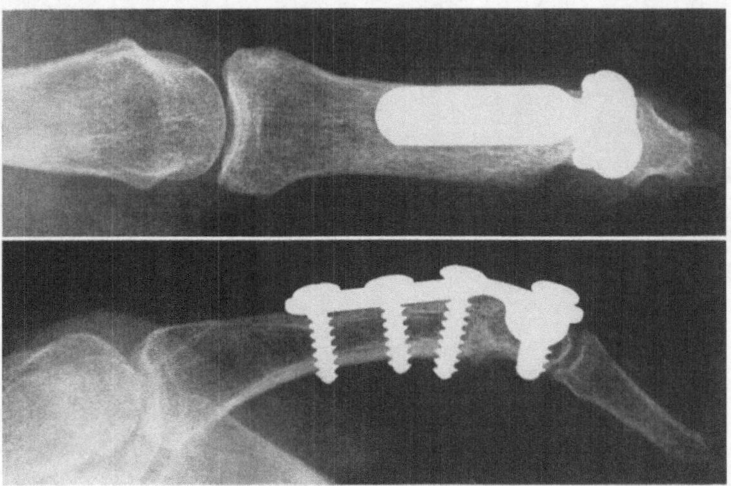

Abb. 133. Abschluß der Konsolidierung

sattelgelenkes wird noch eine weitere Korrektur notwendig. Da die lange Daumen-beugesehne durch die Infektion zerstört wurde, ist die Überlänge der proximalen Schraube unerheblich (Abb. 128—130).

b) Offene Osteomyelitis des Zeigefingermittelgelenkes. Primäre Arthrodese nach Resektion des Grundgliedköpfchens und der entzündlich veränderten Mittelglied-reste. Primäre Knochenheilung, obwohl eine der distalen Schrauben über lange Zeit freilag (Abb. 131—135).

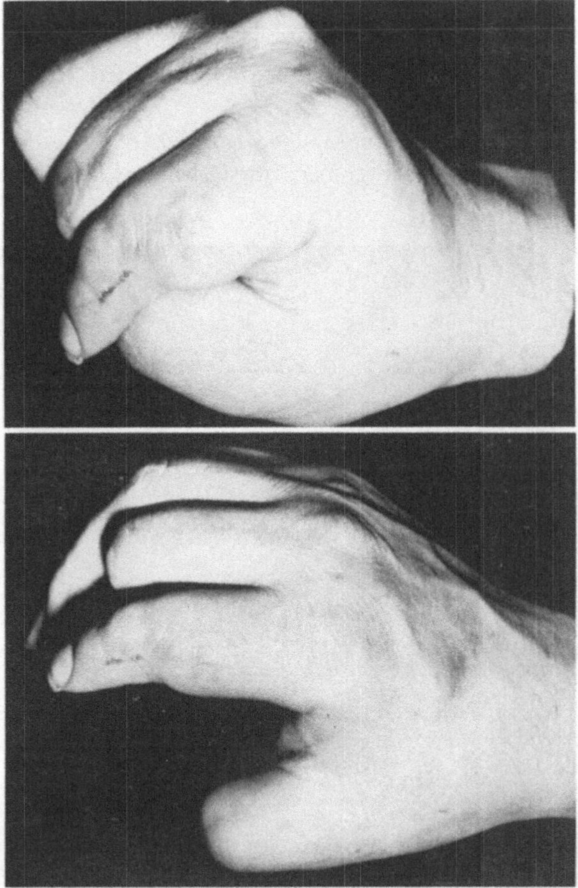

Abb. 134. Funktionsbild bei Abschluß der Wundheilung

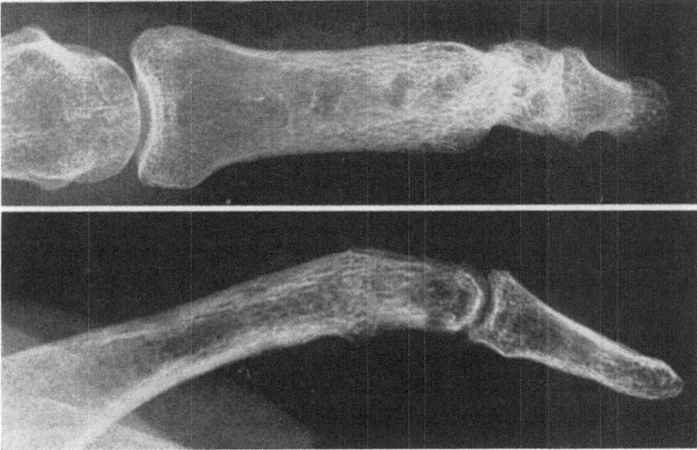

Abb. 135. Materialentfernung

Wiederherstellungschirurgie

1. Stabilisierung posttraumatischer Knochendefekte mit Knochenimplantation

a) Alter Splitterbruch des Daumengrundgliedes mit Zerstörung des Daumengrundgelenkes. Das funktionslose, aber schmerzhafte Gelenk sowie Teile des Metakarpale I

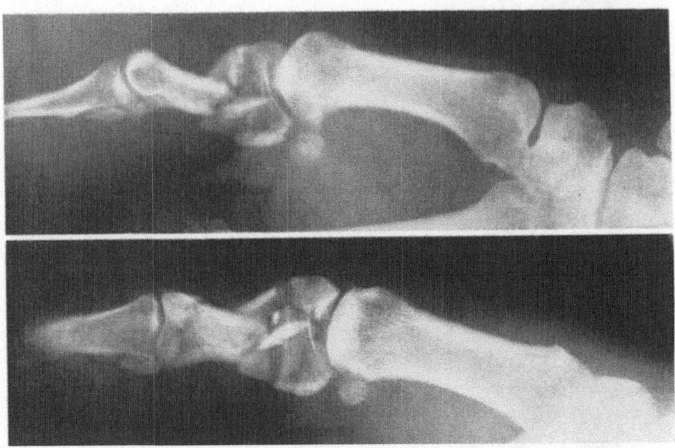

Abb. 136. Alter Splitterbruch des Daumengrundgliedes mit Zerstörung des Daumengrundgelenkes

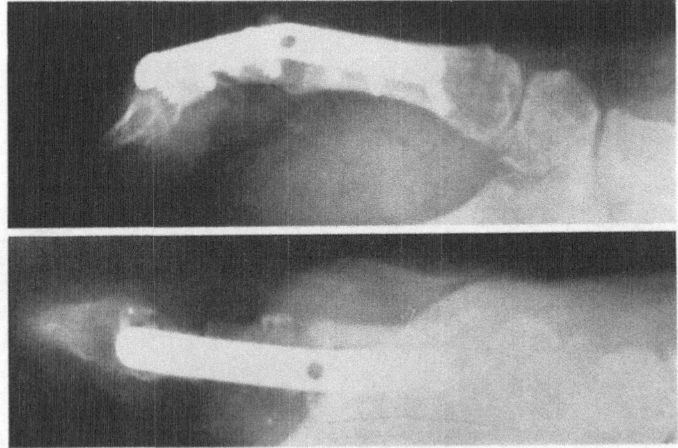

Abb. 137. Defektüberbrückung mit 22 mm Beckenkammspan, Stabilisierung mit einer geraden 8-Loch-Platte (intraoperativ)

und des Grundgliedes wurden reseziert. Nach Defektüberbrückung mit einem 22 mm Beckenkammspan wurde die Arthrodese mit einer geraden 8-Loch-Platte durchgeführt. Primäre Knochenheilung zwischen Span und osteotomiertem Knochen konnte festgestellt werden (Abb. 136—139).

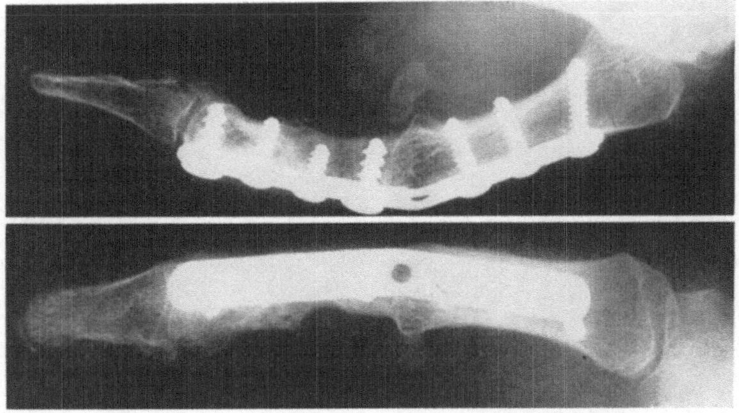

Abb. 138. 7 Monate post operationem, Konsolidierung abgeschlossen

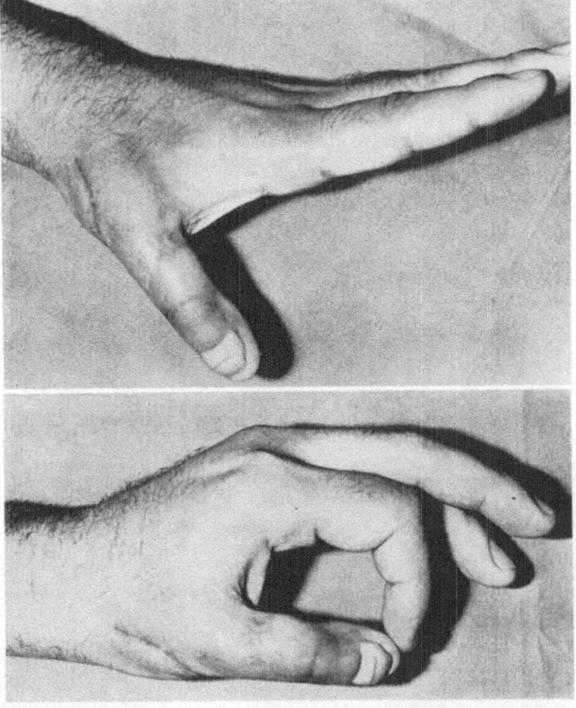

Abb. 139. Funktionsbild nach Abschluß der Wundheilung. Ein halbes Jahr nach der Materialentfernung kam es durch einen neuen Unfall zu einer Fraktur am proximalen Übergang zwischen Span und Knochen, die konservativ zur Ausheilung gebracht werden konnte

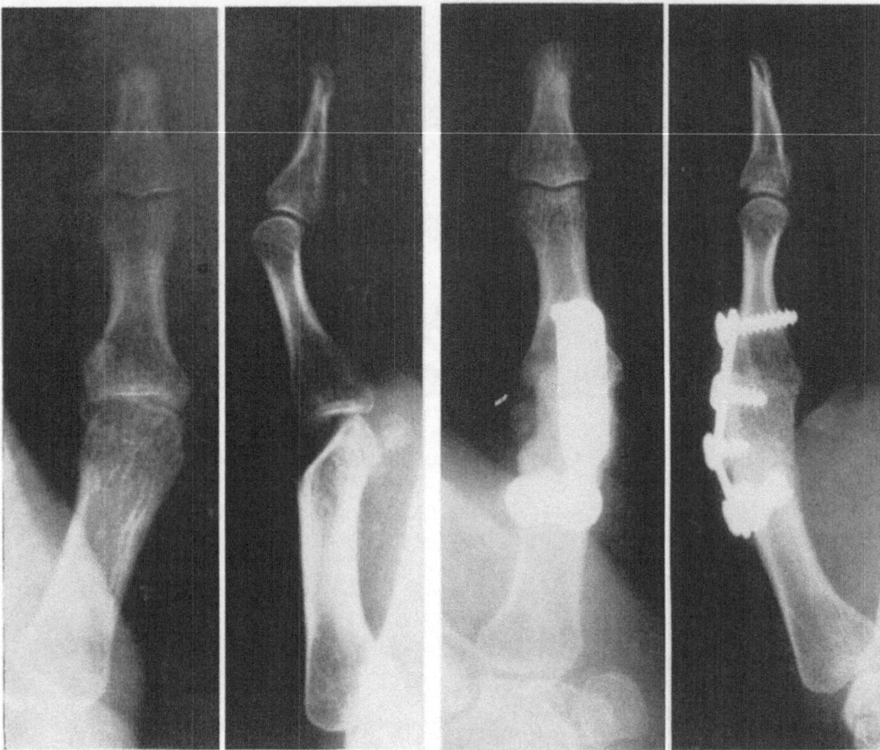

Abb. 140. Zerstörung des Daumengrundgelenkes

Abb. 141. Primäre Knochenheilung nach
Implantation von 12 mm Beckenkammspan
und Stabilisierung mit 3-Loch-L-Platte

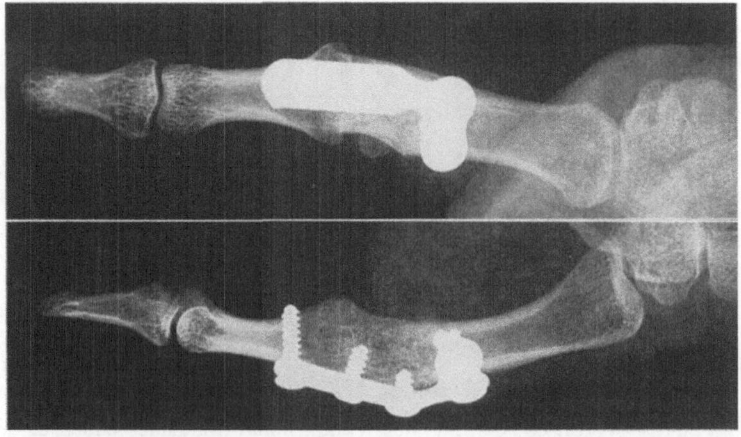

Abb. 142. Abschluß der Knochenheilung

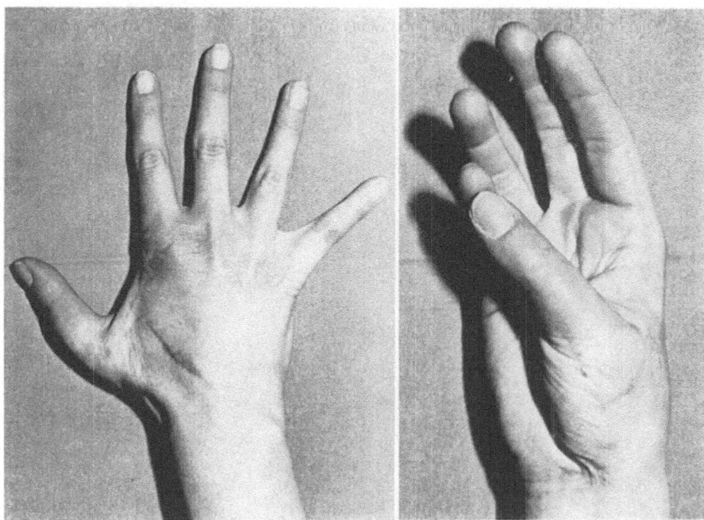

Abb. 143. Funktionsbild nach Abschluß der Wundheilung

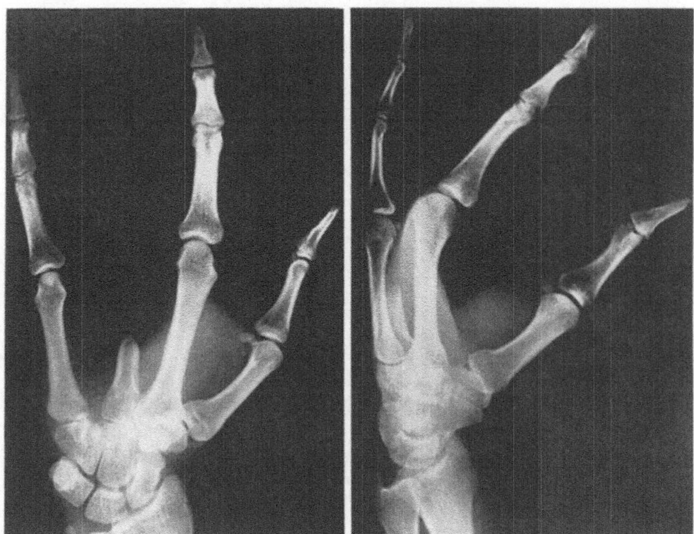

Abb. 144. Posttraumatischer Defekt der Mittelhand; Instabilität der Grundgelenke

b) Zerstörung des Daumengrundgelenkes nach Schürfung und Quetschung. Schmerzhafter Funktionsausfall im Grundgelenk. Resektion des zerstörten Gelenkes. Implantation von 12 mm Beckenkammspan und Stabilisierung mit einer 3-Loch-L.-Platte. Keine äußere Ruhigstellung. Primäre Knochenheilung. Gute Oppositionsfähigkeit des Daumens. Der Spitzgriff zwischen Daumen und allen Fingern ist gut und kraftvoll (Abb. 140—143).

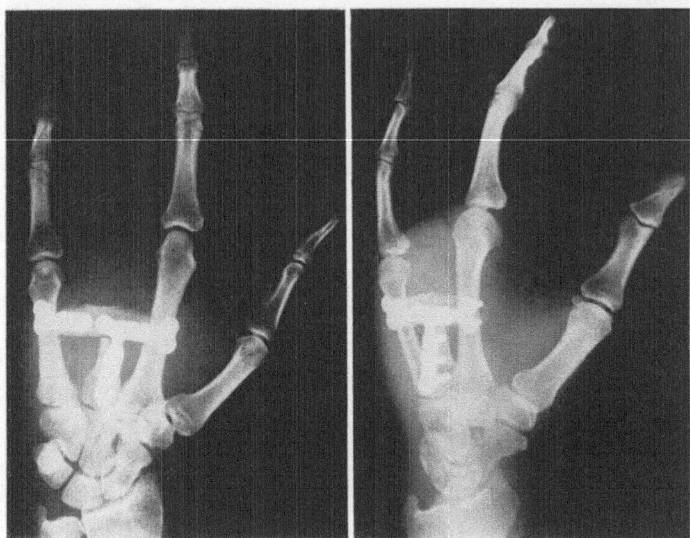

Abb. 145. Wiederherstellung mit 45 mm gewölbtem Beckenkamm-span. Stabilisierung mit zwei T-Platten und einer L-Platte

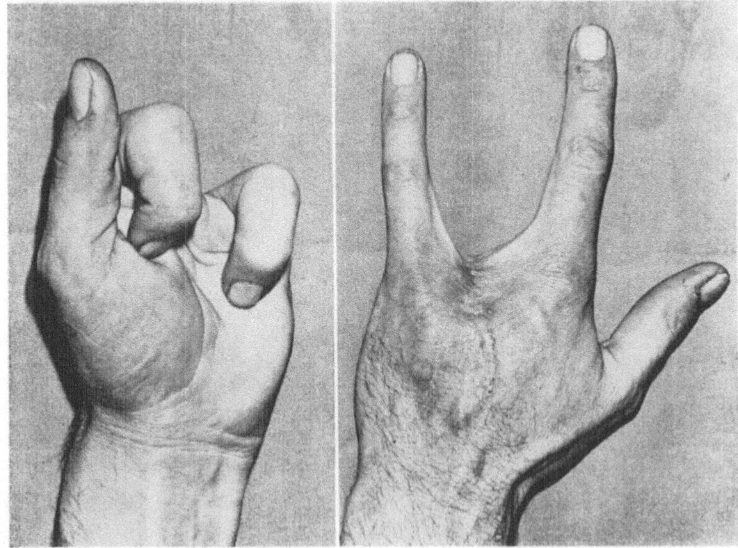

Abb. 146. Funktionsbild bei Abschluß der Wundheilung

c) Instabilität der Mittelhand und deutliche Beugebehinderung durch Instabilität der Grundgelenke. Wiederherstellung des Handgewölbes durch einen ebenfalls gewölbten Beckenkammspan von 45 mm Länge und drei T-Platten. Keine äußere Ruhigstellung. Volle schmerzfreie Funktion nach 2 Wochen (Abb. 144—147).

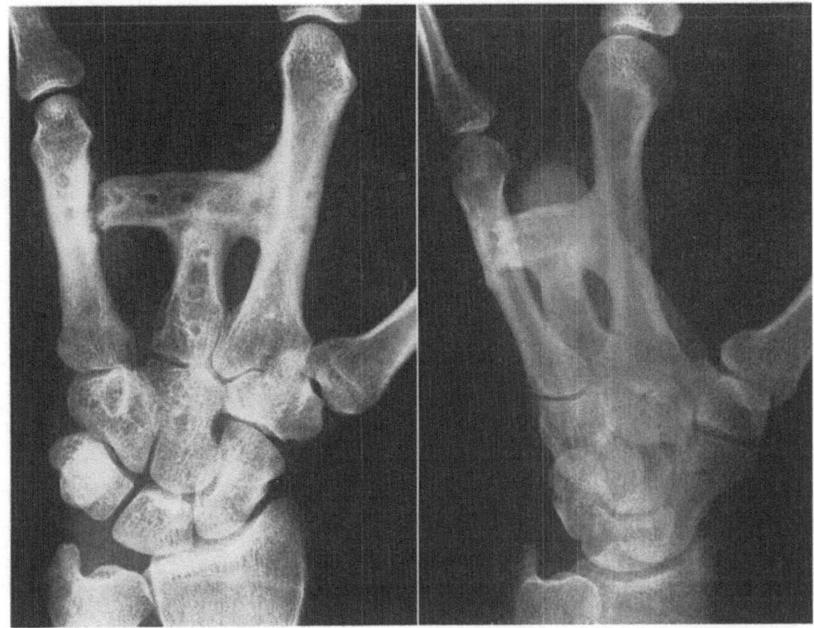

Abb. 147. Nach Materialentfernung keine funktionelle Behinderung durch die Instabilität zwischen Metakarpale V und Span

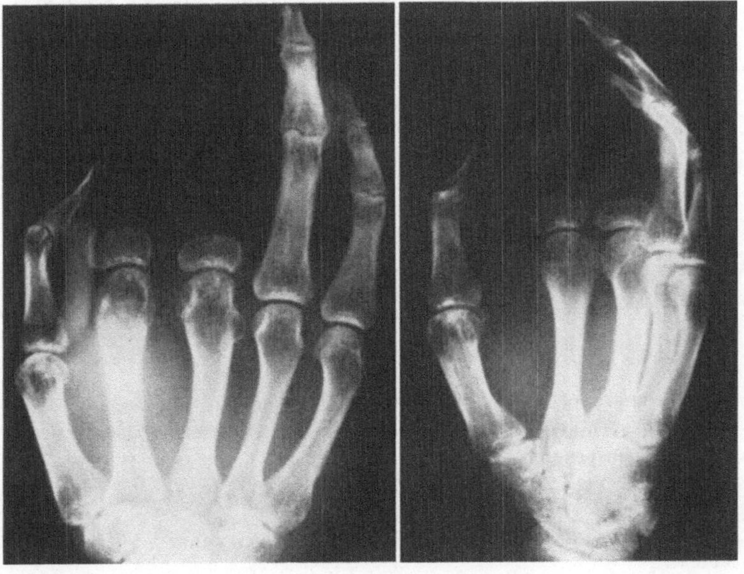

Abb. 148. Verlust von Zeige- und Mittelfinger

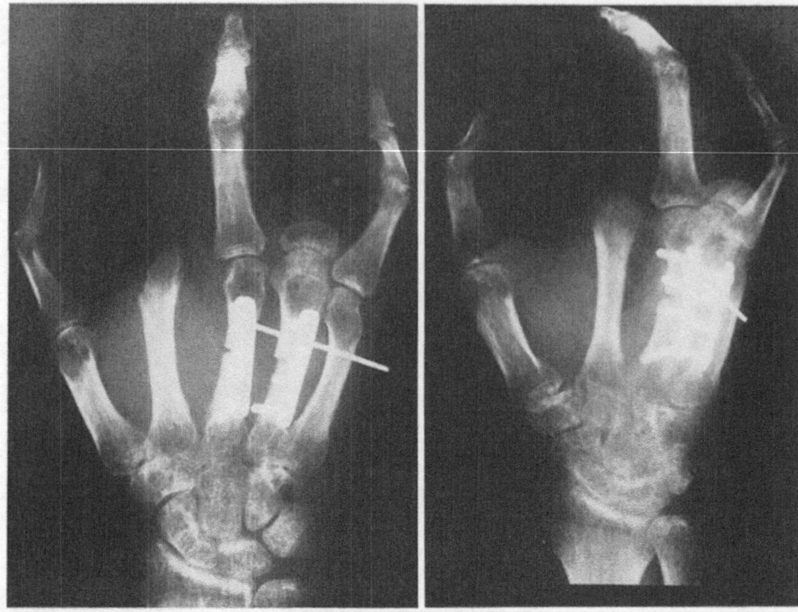

Abb. 149. Transposition des Ringfingers auf das Metakarpale III. Aufbau des Metakarpale IV (intraoperativ)

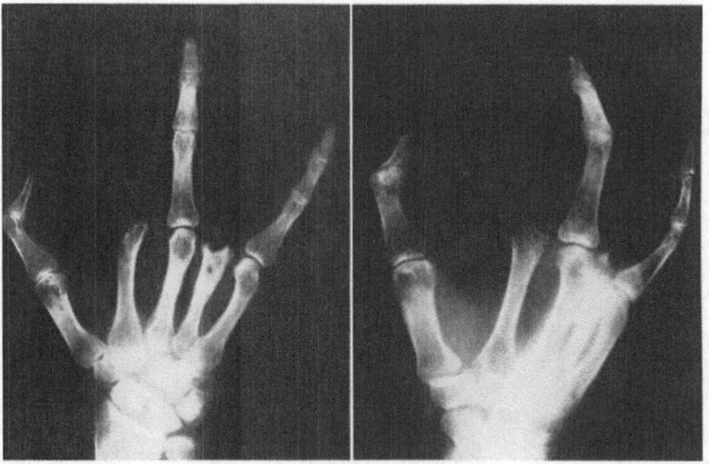

Abb. 150. Gute Konsolidierung des Metakarpale III. Nachresektion des Ringfingerstumpfes wegen mangelnder Durchblutung, Zustand nach Materialentfernung

2. Fingertransposition und operativer Daumenersatz

a) Verlust von Zeige- und Mittelfinger. Deutliche Behinderung des Greifaktes. Ring- und Kleinfinger sind allein nicht in der Lage, schwerere Gegenstände zu halten.

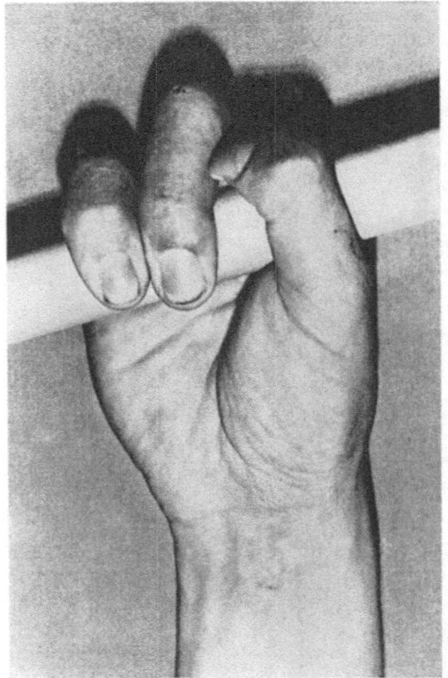

Abb. 151. Funktionsbild nach Abschluß der Wundheilung

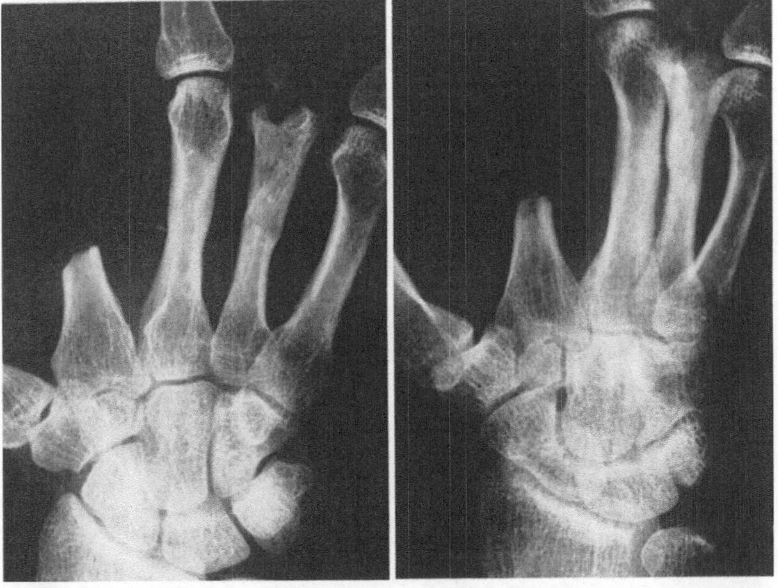

Abb. 152. Spätbild. Die zunächst versäumte basisnahe Resektion des Metakarpale II wurde inzwischen nachgeholt

Transposition des Ringfingers mit dem distalen Anteil des Metacarpale IV auf das Metakarpale III. Der distale Anteil des Metakarpale III wird auf den Stumpf des Metakarpale IV verlagert, um die Handbreite zu erhalten. Stabilisierung mit zwei

7*

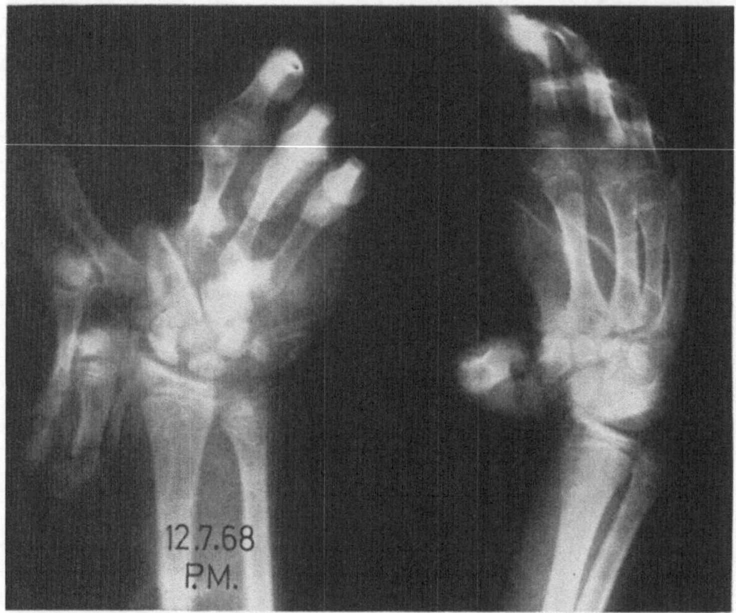

Abb. 153. Explosionsverletzung beider Hände mit Verlust von Daumen und Zeigefinger rechts und Daumen links (Unfallröntgenbild)

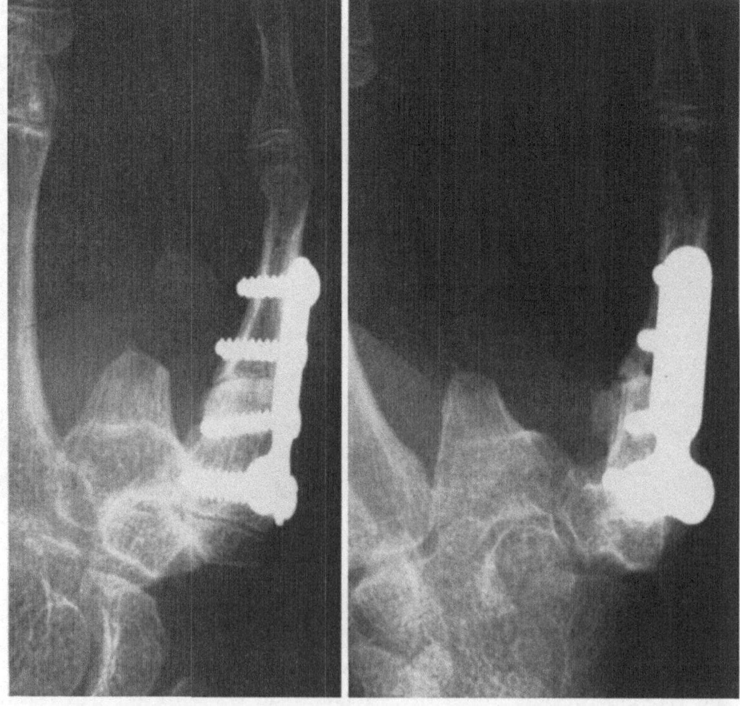

Abb. 154. Operativer Daumenersatz links. Stabilisierung mit 3-Loch-T-Platte

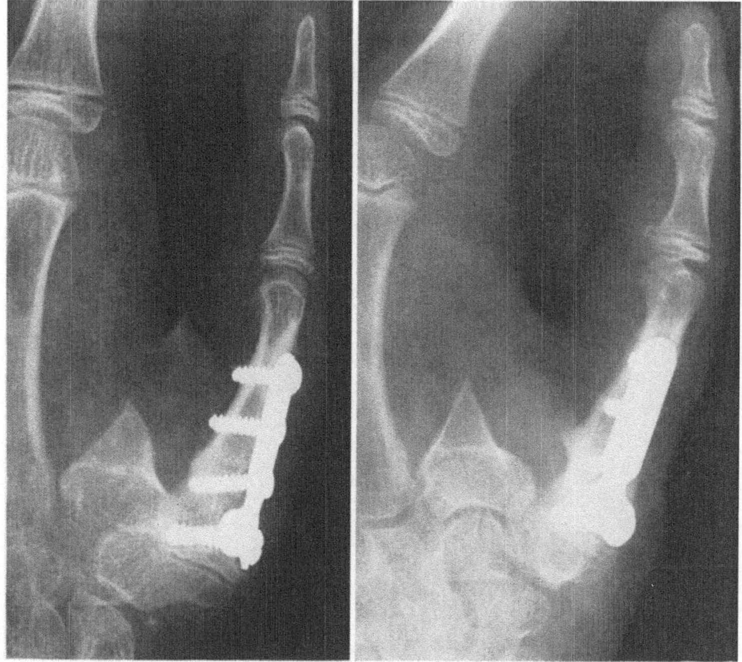

Abb. 155. Nach Abschluß der Konsolidierung links

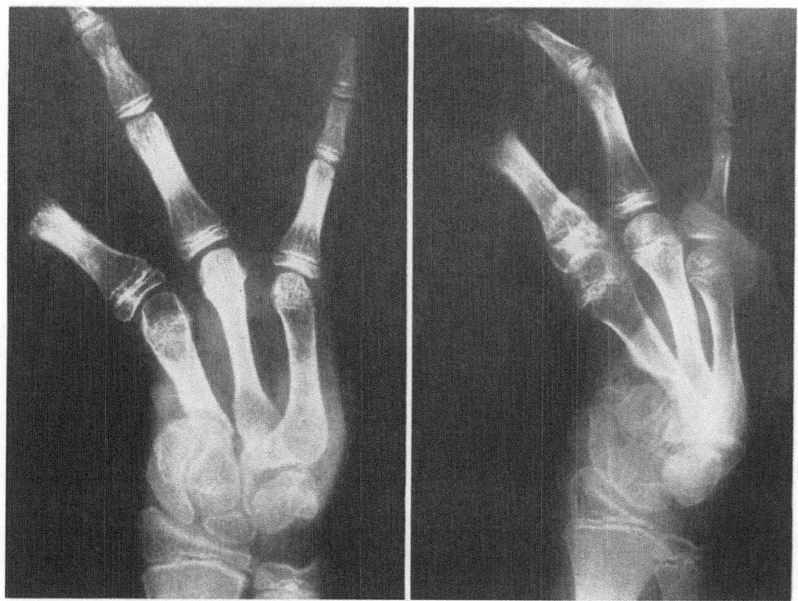

Abb. 156. Verlust des Daumens und Zeigefingers rechts, Defekte im Bereich des 3. Strahls. (Röntgenbefund vor der Daumenersatzplastik)

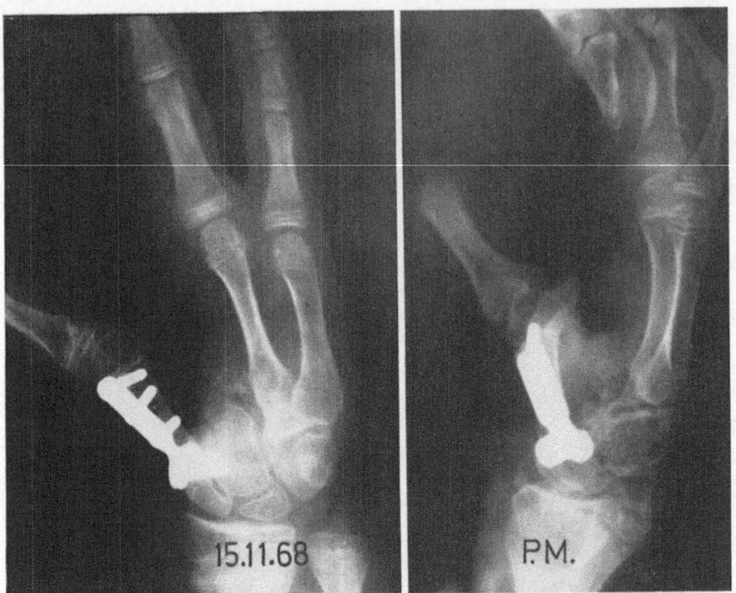

Abb. 157. Transposition des 3. Strahls und Fixation am Kahnbein

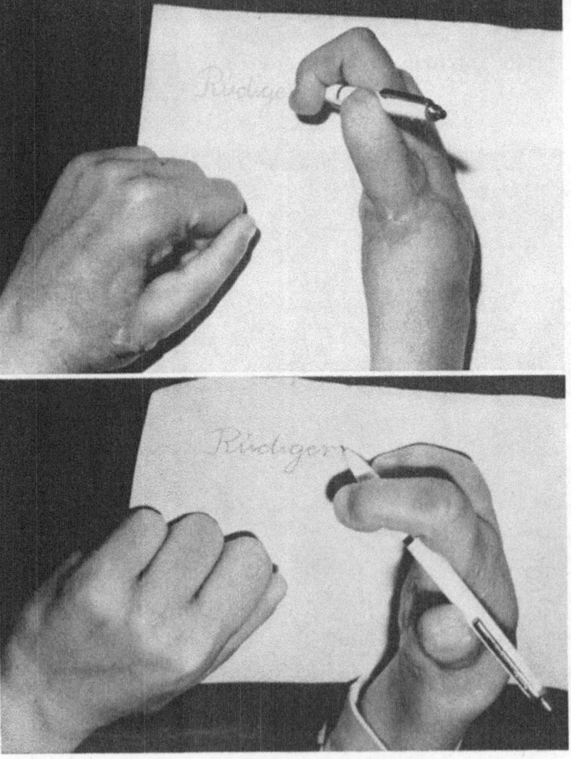

Abb. 158 a u. b. Funktionsbilder nach Entfernung des Osteosynthesematerials beidseits

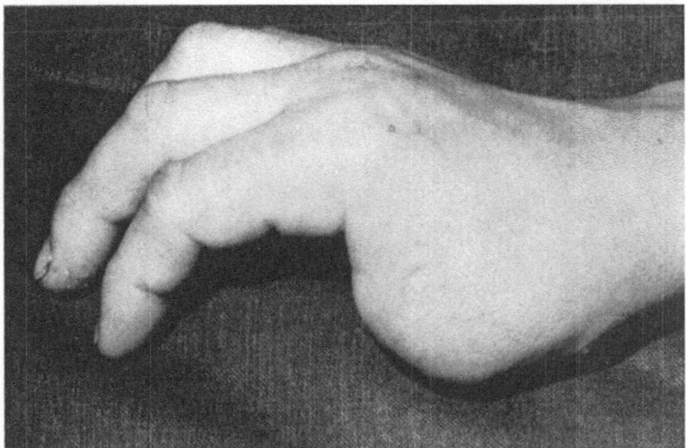

Abb. 159. Verlust des rechten Daumens

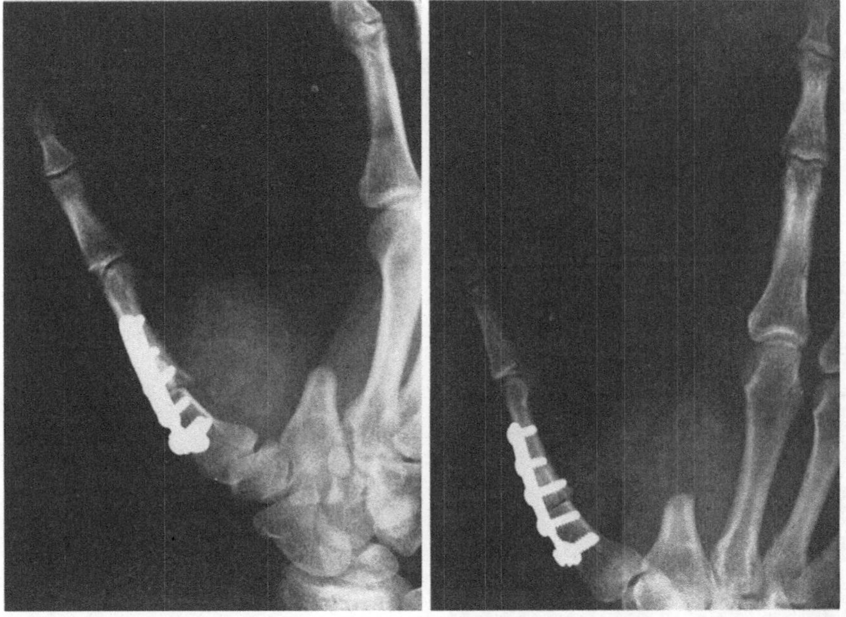

Abb. 160. Röntgenbefund nach Daumenersatz durch Transposition des Zeigefingers

geraden 4-Loch-Platten. Geringe Einschränkung der aktiven Beugefähigkeit im Mittelfingergrundgelenk. Der Verletzte kann jetzt wieder schwere Gegenstände halten und tragen (Abb. 148—152).

b) Schwere Explosionsverletzung beider Hände mit Verlust des 1. und 2. Strahls rechts sowie Verlust des 1. Strahls links. Operativer Daumenersatz rechts unter Verwendung des Mittelfingerrestes, links durch Transposition des Zeigefingers (Abb. 153 bis 158).

c) Verlust des rechten Daumens durch Kreissägeverletzung. Operativer Daumenersatz unter Verwendung des Zeigefingers (Abb. 159—161).

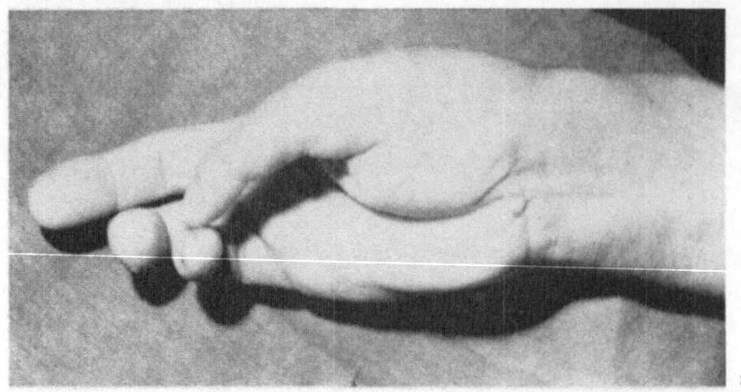

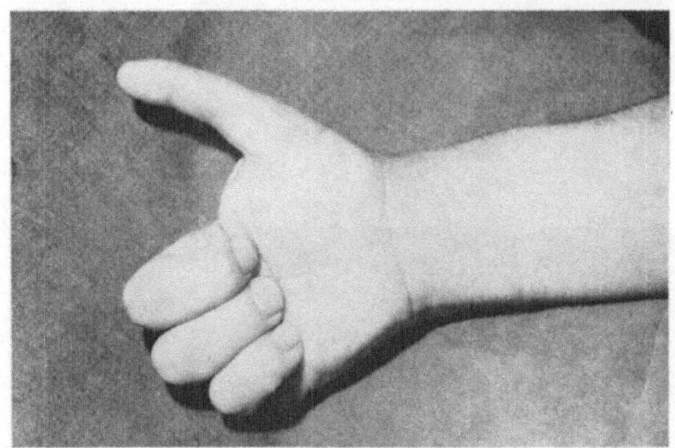

Abb. 161a u. b. Funktionsbilder nach Konsolidierung
und Entfernung des Osteo-
synthesematerials

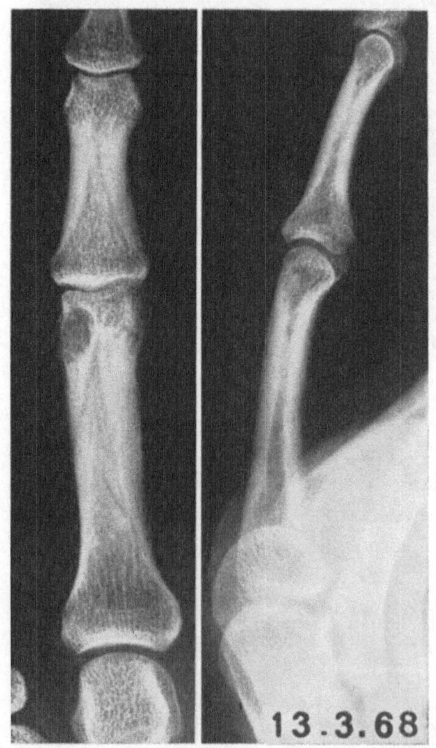

Abb. 162. Mittelgelenknahes Enchondrom des Ringfingergrundgliedes

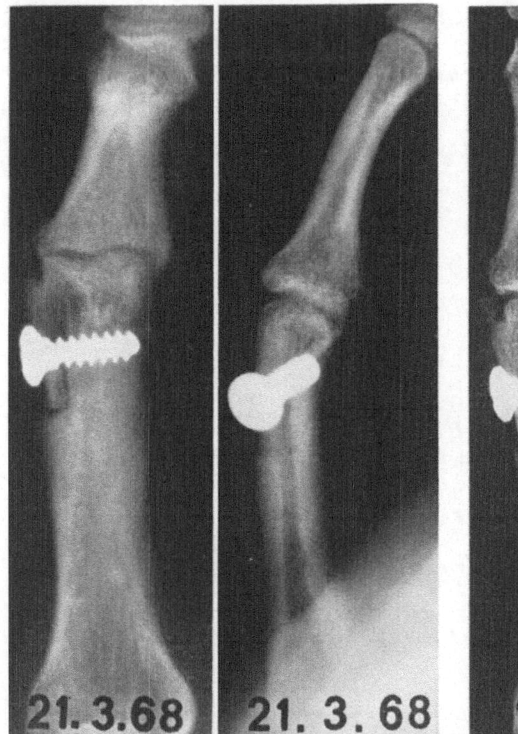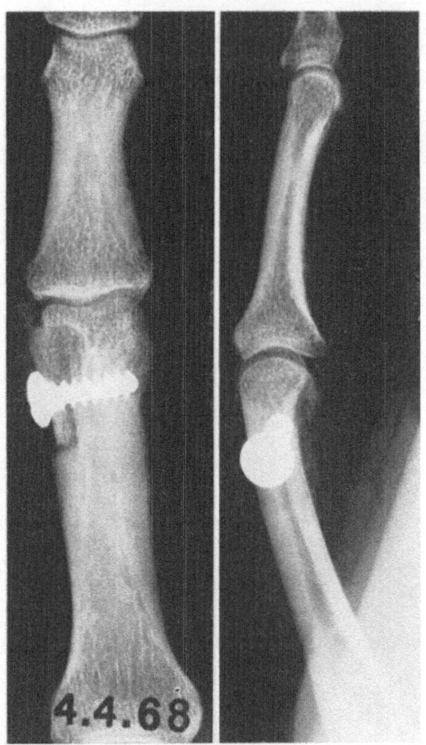

Abb. 163. Implantation eines Beckenkamm-spans und Stabilisierung mit einer Zugschraube

Abb. 164. 14 Tage post operationem (intra-operative Röntgenkontrolle)

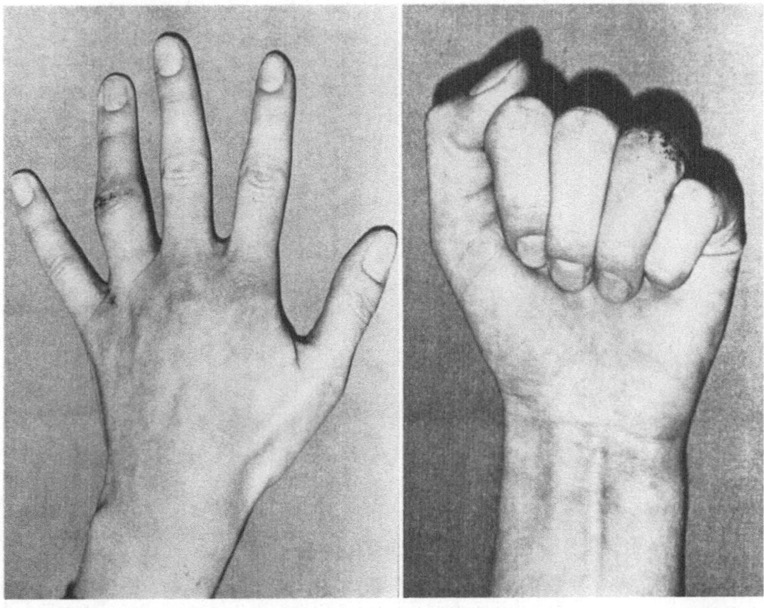

Abb. 165 a u. b. Funktionsbilder während der Wundheilung

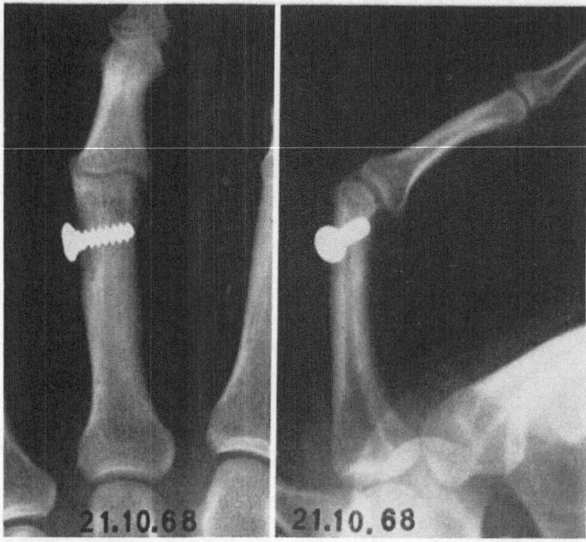

Abb. 166. Nach Abschluß der Konsolidierung

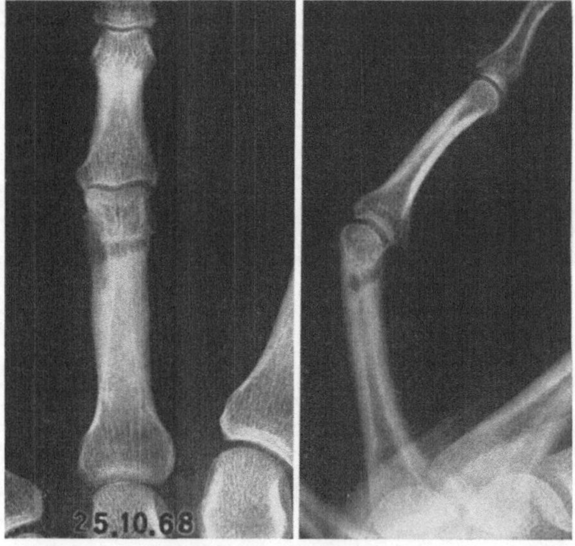

Abb. 167. Nach Materialentfernung

3. Stabilisierung bei tumorösen Knochendefekten

Mittelgelenknahe Cystenbildung (Enchondrom) eines Fingergrundgliedes. Ausräumung und Implantation eines tischlermäßig vorbereiteten Beckenkammspanes. Stabilisierung mit einer Zugschraube. Keine äußere Ruhigstellung. Primäre Wundheilung, primäre Knochenheilung (Abb. 162—167).

F. Diskussion der Ergebnisse

Bei der Entwicklung und Prüfung eines neuen Instrumentariums und eines neuen operativen Verfahrens sind zunächst drei wesentliche Fragen zu klären:

1. Welche Möglichkeiten bieten die bisher verwendeten Verfahren und wo liegen ihre Grenzen?

2. Stellt das neue Verfahren eine Verbesserung der bisherigen Techniken dar? Welche Vorteile und welche Nachteile bringt die neue Methode mit sich?

3. Welche Voraussetzungen müssen erfüllt sein, um Instumentarium und Methode richtig und vorteilhaft anwenden zu können?

Zu 1: Unter den gebräuchlichen Osteosyntheseverfahren bei der Knochenbruchbehandlung an der Hand hat die Bohrdrahtfixation die weiteste Verbreitung gefunden. Die verwirrende Vielzahl technischer Varianten, die von zahlreichen Autoren im Laufe von 20 Jahren angegeben worden ist, zeigt allerdings auch, daß keine typische Anwendungsform voll befriedigen konnte. Für die Verwendung des Kirschner-Drahtes spricht der geringe operative Aufwand, den eine Bohrdrahtfixation fordert. Die geringe Traumatisierung, vor allem bei der percutanen Applikation des Drahtes, ist ein weiterer nicht zu übersehender Vorteil. Die Möglichkeit, auch kleinste Fragmente zu fixieren, ist bei keinem anderen Verfahren in ähnlicher Weise gegeben.

Als schwerwiegender Nachteil muß der Methode angelastet werden, daß zunehmende Infektionsgefahr besteht, falls die „pins" länger als 4 Wochen belassen werden müssen oder über das Hautniveau hinausragen. Belastend wirkt weiterhin die Gefahr der Rotationsinstabilität (bei Anwendung eines einzelnen axial gelegenen intramedullären Drahtes oder falls die Kreuzungsstelle zweier Bohrdrähte in einen Frakturspalt zu liegen kommt). Fast alle der in der überblickartigen Zusammenstellung genannten Autoren halten bei Kirschner-Drahtfixation eine zusätzliche äußere Ruhigstellung so gut wie immer für ratsam oder notwendig. Durch die doppelte Ruhigstellung sind Funktionseinschränkungen der kleinen Gelenke, die oft einer recht langwierigen funktionellen Nachbehandlung bedürfen, fast nicht zu vermeiden.

Zu 2: Die AO-Osteosynthesen an der Hand stellen ein gegenüber der Bohrdrahtfixation relativ aufwendiges operatives Verfahren dar. FLATT u. a. haben jedoch auch für die Ausführung der Kirschnerdraht-Stabilisierungen aseptische Operationssaalbedingungen und exakte Technik gefordert.

Weit mehr als die Bohrdrahtfixationen sind die „Kleinfragment-Osteosynthesen" der AO abhängig von anatomischen Voraussetzungen (Frakturlokalisation, Fragmentgröße, Fragmentform). Erschwert anwendbar ist das neue Verfahren bei sehr gelenknahen Brüchen an Mittelhand und Fingergliedern. Ungeeignet ist die AO-Methode für Splitterfrakturen mit vielen kleinen Fragmenten und für die Rekonstruktion bei intraartikulären Frakturen. Hier bleibt die Spickdrahtfixation die Methode der Wahl. Auch bei der typischen subkapitalen Fraktur des 5. Mittelhandknochens ist die Bohrdrahtosteosynthese mit Vorteil zu verwenden. Gelenknahe Querbrüche der Mittelglieder sind nur sehr schwer mit Schraube und Platte zu stabilisieren. Endgliedfrakturen sollten nach wie vor mit einem axialen „pin" oder zwei gekreuzten Bohrdrähten fixiert werden.

BUNNELL hat immer wieder betont, daß die Versteifungen an den direkt frakturbenachbarten Gelenken stets am stärksten seien. Weiter wies er darauf hin, daß der

Tabelle 2. *Übersicht der bisher durchgeführten AO-Kleinfragmentosteosynthesen*

A. Unfallchirurgie

I. Primärversorgung

1. Offene Frakturen:

Metakarpale	17
Grundglied	15
Mittelglied	3

2. Geschlossene Frakturen:

Kahnbein (Verschraubung nur bei Begleitverletzungen)	2
Metakarpale	18
Grundglied	6
BENNETT	4
ROLANDO	2
WINTERSTEIN	1
subcapitale Frakturen (Drahtzuggurtungen)	7

3. Primäre Arthrodesen bei offenen intraartikulären Frakturen	3
4. Metatarsalfrakturen (davon 2 Drahtzuggurtungen)	11

II. Sekundärversorgung

1. Instabile und ältere Frakturen:

Metakarpale	4
Grundglied	7

2. Fehlverheilte Frakturen	6

3. Pseudarthrosen:

Kahnbeinpseudarthrosen (Verschraubung)	25
Metakarpale	9
Grundglied	8
distaler Radius (einschl. Korrektureingriffen)	6

4. Arthrodesen nach intraartikulären Frakturen	6
5. Stabilisierung infizierter Knochen	5

B. Wiederherstellungschirurgie

1. Stabilisierung posttraumatischer Knochendefekte mit Knochenimplantation	12
2. Fingertransposition und operativer Daumenersatz (HILGENFELDT)	14
3. Korrektur angeborener Fehlbildungen der Hand (z. B. die Triphalangie)	7
4. Stabilisierung bei tumorösen Knochendefekten	6

Schweregrad dieser Gelenksteifen allein durch eine möglichst ideale Stabilisierung der Fraktur zu vermindern sei. Die Tatsache, daß eine gute Fragmentretention bei der Bohrdrahtfixation nur unter Miteinbeziehung der Nachbargelenke möglich ist, muß wegen der damit verbundenen zusätzlichen Funktionsschädigung als ein weiterer Nachteil der Kirschnerdraht-Stabilisierung angesehen werden.

Bei unseren über 200 AO-Kleinfragmentosteosynthesen, die in Tabelle 2 aufgeschlüsselt sind, konnte in fast allen Fällen volle Übungsstabilität erzielt werden, so daß die Patienten unmittelbar nach der Operation mit aktiven Bewegungsübungen beginnen konnten. Bei nur wenigen Ausnahmen konnte beinahe immer auf jede äußere Fixation sowie auf die Ruhigstellung der Nachbargelenke verzichtet werden. Auf diese Weise blieb die Gelenkfunktion erhalten und Atrophien wie Kontrakturen der Binnenmuskulatur und des Kapsel-Bandapparates konnten erheblich vermindert oder überhaupt vermieden werden. Viele unserer Patienten zeigten fast volle Beugung und Streckung zwischen 24 und 48 Std nach der Operation.

Bei gelenknahen Frakturen der Grundglieder kann vorübergehend ein Streckdefizit im Mittelgelenk von 10 bis 15° auftreten. Dieses bildet sich jedoch in der Regel spätestens nach der Materialentfernung zurück. Lediglich in drei Fällen unseres Krankengutes — es handelt sich um eine veraltete Grundgliedfraktur, eine primär in Fehlstellung verheilte Grundgliedfraktur und eine Grundgliedpseudarthrose — verblieb auch nach der Materialentfernung eine deutlichere Funktionsminderung. (Zu ergänzen ist, daß sich zwei dieser Patienten der krankengymnastischen Nachbehandlung entzogen und der dritte aus verkehrstechnischen Gründen nicht behandelt werden konnte.)

Primäre Wundheilung war bei unseren AO-Stabilisierungen die Regel. In zwei Fällen trat postoperativ eine gewisse Wundsekretion auf, die jedoch nach kurzer Zeit zum Stillstand kam. Eine Osteomyelitis entstand in keinem Fall. Zweimal mußte das Osteosynthesematerial wegen mangelnder Durchblutung eines extrem gequetschten Daumens bzw. Zeigefingers vorzeitig entfernt werden, in einem weiteren Fall war eine Stumpfkürzung im Bereich eines transponierten Mittelhandknochens notwendig.

Der postoperative Verlauf bei unseren traumatologischen Fällen zeigte erneut, daß eine exakte Ruhigstellung offener Frakturen in Verbindung mit einem guten Wundverschluß die beste Infektionsprophylaxe darstellt.

Nach unserer Erfahrung hat insbesondere die Behandlung der offenen Kombinationsverletzungen von Knochen, Sehnen, Nerven und Weichteilen durch die Weiterentwicklung der „inneren Stabilisation" neue Impulse erhalten. Bislang war die frühzeitig wünschenswerte plastische Versorgung größerer Weichteildefekte erheblich erschwert und die sekundäre Versorgung von Sehnen und Nerven häufig erst nach Abschluß der Knochenheilung und nach krankengymnastischer Mobilisierung der Gelenke möglich, da auf die äußere Ruhigstellung bzw. Schienung in Ermangelung einer anderen Fixationsmöglichkeit nicht verzichtet werden konnte. Die Tatsache, daß sich bei richtig indizierten und exakt ausgeführten „Kleinfragment"-Osteosynthesen (AO) eine zusätzliche äußere Ruhigstellung erübrigt, bedeutet für die Primär- und Sekundärversorgung der Kombinationsverletzungen an der Hand einen erheblichen zeitlichen und funktionellen Gewinn.

Primäre, d. h. nach Beurteilung im Röntgenbild callusfreie Knochenheilung wurde in nahezu allen Fällen erreicht. Alle Frakturen, alle Pseudarthrosen und alle Osteotomien zeigten bei einwandfreier Stabilisierung einwandfreie knöcherne Konsolidierung. Eine Verkürzung der Knochenheilungszeit wurde nur bei gut komprimierten Schrägbrüchen erreicht. Bei 16 posttraumatischen und tumorösen (Enchondrom) Knochendefekten wurden corticospongiöse Beckenkammspäne zwischen 12 und 55 mm Länge implantiert und mit dem Kleinfragmentinstrumentarium stabilisiert. In 14 bereits abgeschlossenen Fällen heilte das Transplantat primär ein. Es scheint als sei das störungsfreie Einheilen der autologen Knochentransplantate vor allem von der Qualität ihrer Stabilisierung abhängig. Die insbesondere von ALBEE u. LEXER am Anfang der Transplantationsforschung vertretene Ansicht, daß gleichzeitig implantiertes Metall (seinerzeit Lanesche Platten) das Einheilen eines Knochentransplantates verhindern würde, läßt sich an unserem, allerdings noch recht kleinen Material, nicht bestätigen.

Aus den dargelegten Resultaten erhellt, daß die hier den herkömmlichen Verfahren gegenübergestellte Osteosynthesemethode der AO das bislang aufwendigste operative Verfahren darstellt und mit der Notwendigkeit eines zweiten Eingriffs belastet ist. Es erhellt jedoch auch, daß bei kritischer Indikation und exakter Technik mit diesem Verfahren eine mit anderen Methoden nicht erreichbare Qualität der Stabilisierung erzielt werden kann. Der Chirurg wird in jedem Einzelfall entscheiden müssen, ob einerseits der operative Aufwand oder andererseits die Notwendigkeit der äußeren Ruhigstellung als der schwerwiegendere Nachteil anzusehen ist.

Zu 3: Die wesentlichen Voraussetzungen für eine sinnvolle und vorteilhafte Anwendung des Instrumentariums und der Methode sind eine kritische und wohlabgewogene Indikationsstellung (u. a. Berücksichtigung von Form, Größe und Stabilität der beteiligten Knochenfragmente sowie der Fraktur- bzw. Osteotomielokalisation) wie eine technisch korrekte Durchführung der Osteosynthese. Der Chirurg muß in jedem einzelnen Falle ernsthaft prüfen, ob eine AO-Osteosynthese an Hand oder Fingern ausgeführt werden sollte oder nicht. Er hat vor allen Dingen zu entscheiden, ob exakte Frakturstabilisierung und Frühmobilisation der Gelenke seine hauptsächlichen Behandlungsziele sein sollen oder ob in gewissen Fällen eine weniger eingreifende und weniger stabile Ruhigstellungsart oder eine äußere Fixation ausreichend sein kann. Handchirurgisches Vorgehen mit geringster Traumatisierung sollte unbedingt gewährleistet sein, wenn eine AO-Osteosynthese diskutiert wird.

Die Ergebnisse der ergänzend durchgeführten experimentellen Druck- und Stabilitätsuntersuchungen bestätigen insgesamt die dargelegten klinischen Erfahrungen.

a) Mit Hilfe eines eigens konstruierten Kleindynamometers konnte ein nach dem Zugschraubenprinzip erzeugter interfragmentärer Druck zwischen 7,4 kp/mm² bei der „Kleinstfragmentschraube", 17,8 kp/mm² Corticalisdicke (bei der Kleinfragmentschraube, $\varnothing$ 2,7 mm) und 33,5 kp/mm² Corticalisdicke (bei der kleinen Spongiosaschraube, $\varnothing$ 4,0 mm) gemessen werden.

Klinisch wie im Experiment (seit Abänderung des Schraubendurchmessers von 3,5 mm auf 4,0 mm) aufgetretene mechanische Schwierigkeiten (Ausreißen des Schraubenschlitzes durch zu großen Knochenwiderstand beim Einschrauben, Verreißen der kleinen Fragmente durch deutlich erhöhte Scherkräfte während des Einschraubens) bei Anwendung der kleinen Spongiosaschraube, veranlassen die Forderung nach einem Gewindeschneider von 4,0 mm Durchmesser. Erst nach Beseitigung der zuvor bestehenden Inkongruenz zwischen Gewindeschneider (3,5 mm $\varnothing$) und Schraube (4,0 mm $\varnothing$) war es möglich, korrekte Meßwerte für die mit der kleinen Spongiosaschraube maximal erzielbare Schraubenpreßkraft zu erreichen. Ein Schraubenkopf mit Innensechskant wird derzeit für die Kleinfragmentschrauben bzw. für die kleinen Spongiosaschrauben geprüft.

b) Bei der Messung der Biegefestigkeit nach Plattenosteosynthese (Querosteotomie eines Mittelhandknochens in Schaftmitte und Stabilisierung mit 6-Loch-

Kleinfragment-Platte) zeigte sich im Experiment bei 40 kg Biegebelastung nur eine Verbiegung von wenig mehr als 2°. Eine kleine Kraft (200 g) war erforderlich, um eine Preßkraft im relativ weiten Bruchspalt zu erzielen. Oberhalb dieser Lastwerte erwies sich die geprüfte Osteosyntheseform als steifer denn der unverletzte Knochen. Gewindeschäden und Setzungseffekte an den Schraubenköpfen traten erst bei Biegelasten über 30 kg auf. Aus den erzielten Meßwerten konnte geschlossen werden, daß bei technisch korrekter Ausführung der beschriebenen Osteosynthese im geprüften Belastungsbereich eine meßbare Bewegung im Bruchspalt nicht auftritt.

Im Gegensatz hierzu erwiesen sich Osteosynthesen mit Kirschner-Stiften auch im Experiment als wesentlich weniger stabil. Bereits bei Lasten von 3 bis 4 kp, d. h. bei einem Biegemoment zwischen 50 und 65 mm/kp, zeigten sich deutliche Verschiebungen am Bruchspalt (äußere Fixation unumgänglich!).

Die bei Prüfung der Biegefestigkeit nach Plattenosteosynthese erzielten Meßwerte bestätigen insgesamt, daß durch die auf der konkaven (volaren) Seite des Knochens entstehenden Druckkräfte und die als Zug auf der konvexen (dorsalen) Seite wirksamen Kräfte eine echte Zuggurtung entsteht.

Wie sich im Experiment zeigte, kann die zur Schließung des Bruchspaltes notwendige minimale Preßkraft (200 g) durch exzentrische Schraubenführung im Schraubenloch der Platte oder durch in axialer Richtung schräge Führung der Schrauben am Plattenende vorgegeben werden. Ein bereits aus anatomischen Gründen schwer vorstellbarer „Plattenspanner" wäre also keinesfalls erforderlich. [Eine Erhöhung der Plattendicke zur Steigerung der Biegefestigkeit (s.u.) würde sich zusätzlich günstig auswirken auf die axiale Kompression im Sinne der Zuggurtung.]

c) Die Messung der Biegefestigkeit im Gegensinne (Dorsalflexion) erbrachte nach Plattenosteosynthese gleichfalls den anderen Stabilisierungen überlegene Steifigkeiten. Allerdings ist die Stabilität bei dieser Belastungsrichtung um ein Vielfaches geringer als bei der Biegebelastung in Richtung der Volarflexion, da bei der Dorsalflexion allein die Platte trägt. Wenn die Platte auf das 1,5fache verstärkt würde, könnte die Nachgiebigkeit bei Belastung im Gegensinn (Dorsalflexion) auf ein Fünftel der jetzt gemessenen Werte gesenkt werden.

d) Die Messung der durch Osteosynthese erzielbaren Drillsteifigkeit zeigte, daß die Plattenosteosynthese mindestens sechsfach höhere Torsionsmomente aufnehmen kann als die Bohrdrahtosteosynthesen und die Verschiebungen im Bruchspalt nach Plattenstabilisierung um den Faktor 3 bis 10 kleiner sind als bei der Kirschner-Drahtfixation. Die nach Plattenosteosynthese bei 30 mm kp gemessene Verdrehung um etwa 3° entspricht bei einem Knochendurchmesser von 10 mm einer maximalen Verschiebung um 0,5 mm. Bei Verstärkung der Platte auf das 1,5fache (s.o.) könnte eine deutliche Erhöhung der Torsionssteifigkeit erzielt werden, so daß bei gleichen Bedingungen nur noch eine maximale Verschiebung von 0,15 mm möglich sein würde.

G. Zusammenfassung

Während 7 Jahren wurde das von der Schweizerischen Arbeitsgemeinschaft für Osteosynthesefragen (AO) entwickelte „Kleinfragment"-Instrumentarium in der Handchirurgischen Abteilung der Chirurgischen Klinik München und später in der Chirurgischen Univ.-Klinik Tübingen klinisch und experimentell geprüft. Besonderheiten der operativen Technik und typische Zugangswege für die Anwendung dieses neuartigen Osteosyntheseverfahrens wurden erprobt und festgelegt. Auf Grund der aus über 200 AO-Osteosynthesen an Mittelhand und Fingergliedern gewonnenen Erfahrung wurden die typischen und wesentlichen Indikationen zusammengestellt und einer kritischen Beurteilung unterzogen.

Im Rahmen der vorliegenden Arbeit wurden Bedingungen und Grenzen dieser neuen Form der inneren Stabilisierung den Möglichkeiten der herkömmlichen operativen Knochenbruchbehandlung an der Hand gegenübergestellt. Eine Übersicht der Literatur und eigene experimentelle Untersuchungen bestätigen die klinische Erfahrung, daß keine der bisher verwendeten Methoden der äußeren Schienung und der „pin"-Stabilisierung eine gute Retention der Knochenfragmente gewährleistet und gleichzeitig volle aktive Funktion der Gelenke erlaubt. Das vorgestellte Instrumentarium entstand aus dem Wunsch, auch für den Handchirurgen eine Stabilisationsmöglichkeit zu schaffen, die ihm eine ähnliche postoperative Übungsstabilität ermöglicht wie sie in der Traumatologie und Wiederherstellungschirurgie der langen Röhrenknochen inzwischen selbstverständlich geworden ist. Durch die unmittelbar postoperativ mögliche Frühmobilisation und frühestmögliche volle aktive Funktion aller Gelenke sollen Schrumpfungen des Kapsel-Bandapparates und Atrophien der Binnenmuskulatur der Hand verhindert werden, um auf diese Weise die von BUNNELL als „notwendiges Übel" apostrophierten Gelenksteifen zu vermindern oder zu vermeiden.

In einer Serie von über 200 AO-Osteosynthesen an der Hand war die erreichte Stabilität in der weit überwiegenden Zahl so überzeugend, daß unmittelbar postoperativ mit der funktionellen Nachbehandlung begonnen werden konnte. Ein großer Teil der Patienten zeigte fast volle Beugung und Streckung in den kleinen Gelenken zwischen 24 und 48 Std nach der Operation. Die erzielten Resultate wurden eingehend diskutiert.

Bei kritischer, wohlabgewogener Indikationsstellung und technisch korrekter Durchführung der Osteosynthesen bringt dieses neuartige Stabilisierungsverfahren gegenüber den herkömmlichen Methoden eine eindeutige Verbesserung. Die funktionelle Wiederherstellung konnte bei unseren Handverletzten in der Regel vor Abschluß der Knochenheilung erreicht und die Dauer der physiotherapeutischen Nachbehandlung erheblich verkürzt werden.

Auf Grund der Ergebnisse und der Erfahrung aus 7jähriger Arbeit mit dem hier vorgestellten „Kleinfragment"-Instrumentarium sind wir der Ansicht, daß dieses neuartige Osteosyntheseverfahren bei sinnvoller und exakter Anwendung mit Recht unter die biologisch-funktionellen Methoden der Chirurgie einzureihen ist.

Literatur

ADLER, H.: Die Zuggurtungsosteosynthese bei der instabilen Fraktur des Metacarpale-Köpfchens. Mschr. Unfallheilk. **72**, 297 (1969).

AKESON, W. H.: An experimental study of joint stiffness. J. Bone Jt Surg. **43 a**, 1022 (1961).

ALLEN, H. S., MASON, M. L.: Universal splint for immobilization of hand in position of function. Quart. Bull. Northw. Univ. med. Sch. **21**, 218 (1947).

BADGER, F. G.: Arthrodeses of carpo-metacarpal joint of thumb. J. Bone Jt Surg. **46 B**, 162 (1964).

BENNETT, E. H.: On fracture of the metacarpal bone of the thumb. Brit. med. J. **1886 II**, 12.

BERKMAN: Metacarpal fractures, internal fixation. J. Bone Jt Surg. **25**, 816 (1943).

BLOCK, W.: Über das Verhalten des Knochens nach Bohren und Nageln bei der Drahtextension. Langenbecks Arch. klin. Chir. **137**, 315 (1925).

— Erwiderung auf die Bemerkung von SOMMER zu meiner Arbeit über das Verhalten des Knochens nach Bohren und Nageln bei der Drahtextension. Langenbecks Arch. klin. Chir. **139**, 662 (1926).

— Die percutane Drahtfixierung bei Frakturen, Luxationen, Resektionen. Arch. orthop. Unfallchir. **46**, 619 (1954).

BOEHLER, J.: Gekreuzte Bohrdrähte, einfaches Prinzip der Osteosynthese. Arch. orthop. Unfallchir. **47**, 242 (1955).

— Versorgung frischer Handverletzungen. Bruns' Beitr. klin. Chir. **192**, 257 (1956).

— Frakturen und Luxationen der Mittelhand und der Fingerglieder. Beilageheft Zschr. Orthop. **94**, 455 (1961).

BOEHLER, L.: Technik der Knochenbruchbehandlung. Wien: Maudrich 1956.

BOYES, J.H.: Bunnell's surgery of the hand, 4th ed. Philadelphia: J.B. Lippincott Company 1964.

BRANDT, G.: Die wesentlichen Gesichtspunkte für die Behandlung der geschlossenen Frakturen im Bereich von Finger und Hand. Langenbecks Arch. klin. Chir. **287**, 498 (1957) (Kongreßbericht).

— Eingriffe an den Extremitäten. In: BREITNER, B.: Chiurgische Operationslehre. Wien — Innsbruck; Urban u. Schwarzenberg 1959.

BRUNER, J. M.: Problems of post-operative position and motion in surgery of the hand. J. Bone Jt Surg. **35 A**, 395 (1953).

BÜRKLE DE LA CAMP, H.: Grundzüge der operativen Technik und der plastischen Chirurgie. Chirurgische Operationslehre, Bd 1. Wien: Urban & Schwarzenberg 1955.

— Neuzeitliche Fragen der operativen Handchirurgie. Langenbecks Arch klin. Chir. **287**, 489 (1957).

— Die einfachste Frakturenbehandlung einschl. Extension. Langenbecks Arch. klin. Chir. **296**, 271 (1960).

BUNNELL, S.: The early treatment of hand injuries. J. Bone Jt Surg. **33 A**, 807 (1951).

— Splinting the hand. Amer. Acad. Orthop. Surg. "Instructional Course Lectures", Vol. 9, p. 233. Ann Arbor, Mich.: Edwards 1952.

— Splints for the hand. In: Orthopedic appliances atlas, Vol. 1, p. 277. Ann Arbor, Mich.: Edwards 1952.

BURNHAM, P. J.: Physiological treatment for fractures of the metacarpals and phalanges. J. Amer. med. Ass. **169,** 663 (1959).

BURRI, C., RUEDI, TH., MATTER, P., PFEIFFER, K. M., PUSTERLA, C.: Stabile Osteosynthese: Frakturen im Handbereich. Akt. Chir. **4** (5), 305—312 (1969).

BUTLER, A. A.: Skeletal reconstruction of the hand. Surg. Clin. N. Amer. **44**, 995 (1964).

CARROLL, R. E.: Transposition of the index finger to replace the middle finger. In: DE PALMA: Clinical orthopaedics, Vol.15, p.27. Philadelphia: J.B. Lippincott Company 1959.

— Arthrodesis of the metacarpo-phalangeal joints in the rheumatoid hand. J. Bone Jt Surg. **46 A**, 908 (1964).

CARROLL, R. E., HILL, N. A.: Small joint arthrodesis in hand reconstruction. J. Bone Jt Surg. **51 A**, 1219 (1969).

CHARNLEY, J.: Die konservative Therapie der Extremitätenfrakturen (Übersetzung und Bearbeitung der 3. engl. Aufl). Berlin-Heidelberg-New York: Springer 1968.

CLARKSON, P.: The care of open injuries of the hand fingers with special reference to the treatment of traumatic amputations. J. Bone Jt Surg. **37 A**, 521 (1955).

— PELLY, A.: The general and plastic surgery of the hand. Oxford: Bladwell Scientific Publications 1962.

CLIFFORD, R. H.: The intramedullary fixation of hand fractures. Plast. reconstr. Surg. **11**, 366 (1953).

CONRAD, R. W., POHLMAN, M. H.: Impacted fractures in the proximal portion of the proximal phalanx of the finger. J. Bone Jt Surg. **51 A**, 1291 (1969).

CURTIS, R. M.: Reconstruction of the acutely injured hand. Maryland med. J. **5**, 675 (1956).

DEWAR, F. P., HARRIS: Open reduction of Bennett's fracture. Canad. J. Surg. **1**, 33 (1957).

DOBEYNS, J. H.: Articular fractures of the hand. J. Bone Jt Surg. **48 A**, 610 (1966).

EDGERTON, M. T.: Immediate reconstruction of the injured hand. Surgery **36**, 329 (1954).

EHALT, W.: Über die Brüche des 1. Mittelhandknochens und ihre Behandlung. Arch. orthop. Unfallchir. **27**, 515 (1929).

ENDER, R. J., KROTSCHEK, H., SIMON-WEIDNER, R.: Die Chirurgie der Handverletzungen. Wien: Springer 1956.

EVANS, E. M.: Treatment of major injuries of the hand. Brit. J. plast. Surg. **2**, 150 (1949).

FLATT, A. E.: Restoration of rheumatoid finger joint function. Interim report on trial of prosthetic replacement. J. Bone Jt Surg. **43 A**, 753 (1961).

— The care of minor hand injuries, 2nd Ed. St. Louis: C. V. Mosby Comp. 1963.

— The care of the theumatoid hand, 2nd Ed. St. Louis: C. V. Mosby Comp. 1968.

FLYNN, J. E.: Hand surgery. Baltimore: Williams & Wilkins Company 1966.

FURLONG, R.: Injuries of the hand. Boston: Little Co. 1957.

GADZALI, D.: Zur pathologischen Biomechanik der Fingergelenke nach Mittelhandfraktur. Handchirurgie **2**, 1 (1970).

GEDDA, K. O., MOBERG, E.: Open reduction and osteosynthesis of so-called Bennett's fracture. Acta orthop. scand. **22**, 249 (1953).

GEORG, H.: Indikation und Technik der Behandlung der schweren Verletzungen der Hand und der Finger. Langenbecks Arch. klin. Chir. **287**, 508 (1957).

GOLDBERG, D.: Metacarpal and thumb fractures. J. int. Coll. Surg. **20**, 497 (1953).

GOSSET, J., MICHON, J.: Traitement des plaies fraiches de la main. Association françaises de chirurgie. 67° Congrès français de Chirurgie, Paris 1965.

GOTO, Y.: Fresh fractures of metacarpal bones and phalanges. J. Bone Jt Surg. **48 B**, 387 (1966).

GRIFFITHS, J. C.: Fractures at the base of the first metacarpal bone. J. Bone Jt Surg. **48 B**, 712 (1966).

HAINZL, H.: Chirurgie der Hand- und Armverletzungen. Berlin: VEB Volk & Gesundheit 1957.

HEGEMANN, G.: Allgem. Operationslehre, 1. Teil, S. 323. In: Allgem. und spezielle chirurg. Operationslehre (KIRSCHNER, GULEKE, ZENKER). Berlin-Göttingen-Heidelberg: Springer 1958.

HEIM, U.: Die Technik der operativen Behandlung der Metacarpalfrakturen. Helv. chir. Acta **36**, 616 (1969).

HERZOG, K. H.: Zur Arthrodese der Fingermittelgelenke. Chirurg **31**, 499 (1960).

HILGENFELDT, O.: Operativer Daumenersatz und Beseitigung von Greifstörungen bei Fingerverlust. Stuttgart: Ferd. Enke 1950.

HOFMANN, W.: Über die Behandlung der instabilen Metacarpal- und Fingerfrakturen. Beitr. Orthop. Traum. **13**, 398 (1966).

HOWELL, B. WH.: Arthroplasty of fingers for malunion of fractures of phalanges. Proc. roy. Soc. Med. **24**, 908 (1931).

HUNT, A. H.: A method of splinting septic fingers. Lancet **1936 II**, 370.

HYROOP, G. L.: Transfer of a metacarpal with or without its digit for improving the function of the crippled hand. Plast. reconstr. Surg. **4**, 45 (1949).

Iselin, M.: Chirurgie der Hand. Atlas der Operationstechnik. Stuttgart: Thieme 1965.
Jahss, S. A.: Fractures of the proximal phalanges. J. Bone Jt Surg. **18**, 726 (1936).
— Fractures of the metacarpals. A new method of reduction and immobilization. J. Bone Jt Surg. **20**, 178 (1936).
James, J. I. P., Wright, T. A.: Fractures of metacarpals and proximal and middle phalanges of the finger. J. Bone Jt Surg. **48 B**, 181 (1966).
Jonasch, E.: Unfallchirurgische Operationen. Indikation — Technik — Fehler. Berlin: W. de Gruyter & Co. 1965.
Jones, R. W.: Malposition and malunion of fractures. Brit. med. J. **3829**, 936 (1934).
Kanavel, A. B.: Splinting and physiotherapy in infection of the hand. J. Amer. med. Ass. **83**, 1984 (1924).
Kaplan, L.: Treatment of fractures and dislocations of hands and fingers, technic of unpadded casts for metacarpal and phalangeal fractures. Surg. Clin. N. Amer. **20**, 1695 (1940).
Key, J. A., Conwell, H. E.: The management of fractures, dislocations and sprains, 3rd ed. St. Louis: C. V. Mosby Comp. 1942.
Kilbourne, B. C., Paul, E. G.: Do's and don't's in the treatment of hand injuries. Surg. Clin. N. Amer. **38**, 139 (1958).
— — The use of small bone screws in the treatment of metacarpal, metatarsal and phalangeal fractures. J. Bone Jt Surg. **40 A**, 375 (1958).
Kirschner, M.: Über Nagelextension. Bruns' Beitr. klin. Chir. **64**, 266 (1909).
— Die künstliche Verlängerung des Beines. Bruns' Beitr. klin. Chir. **100**, 329 (1916).
Klapp, R.: Der jetzige Stand der Drahtextension. Langenbecks Arch. klin. Chir. **126**, 93 (1923).
— Drahtextension an der Mittelhand. Langenbecks Arch. klin. Chir. **148**, 59 (1927).
— Rückert, W.: Die Drahtextension in der Friedens- und Kriegschirurgie. Stuttgart: Ferd. Enke 1944.
Kleinschmidt, W., Wilhelm, A.: Zur Behandlung der Bennettschen Fraktur. Chirurg **34**, 407 (1963).
Koch, S. L.: Disability of hand from loss of joint functions. J. Amer. med. Ass. **104**, 30 (1935).
— Fractures involving the hand and the position of function (editorial). Surg. Gynec. Obstet. **89**, 644 (1949).
— Mason, M. L.: Purposeful splinting following injuries of the hand. Surg. Gynec. Obstet. **68**, 1 (1939).
Koechlin, C.: Indikation und Technik der Fingerarthrodesen. Helv. chir. Acta **30**, 105 (1963).
Küntscher, G.: „Percutane" Knochenchirurgie. Chirurg **26**, 481 (1955).
— Praxis der Marknagelung. Stuttgart: Schattauer 1962.
Lamphier, T. A.: Improper reduction of fractures of the proximal. Amer. J. Surg. **94**, 166 (1953).
Lange, M.: Orthopäd.-Chirurg. Operationslehre. Ergänzungsband: Neueste Operationsverfahren. München: Bergmann 1968.
— Orthopäd.-Chirurg. Operationslehre, 2. Aufl. München: Bergmann 1958.
Lee, M. L. H.: Intraarticular and periarticular fractures of the phalanges. J. Bone Jt Surg. **45 B**, 103 (1963).
Lexer, E.: Die Verwendung der freien Knochenplastik. Verh. dtsch. Ges. Chir. **II**, 188 (1908).
— Enderfolge der freien Knochentransplantation. Korresp. bl. Allg. Ärztl. Verein Thüringen **8/9**, 180 (1919).
— Die freien Transplantationen, II. Teil. Stuttgart: Ferd. Enke 1924.
Littler, J. W.: Metacarpal reconstruction. J. Bone Jt Surg. **29**, 723 (1947).
— Principles of reconstructive surgery of the hand. Amer. J. Surg. **92**, 88 (1956).
Lorenz, A.: Beitrag zur orthopaedischen Chirurgie der Hand. Wien. med. Wschr. **61**, 32 (1911).
Lyford, J.: Two small wire splints for treatment by traction of fractures and deformations of fingers and metacarpal bones. J. Bone Jt Surg. **24**, 202 (1942).

LYON, W. F., COCHRAN, J. R., SMITH, L.: Actual holding power of various screws in bone. Ann. Surg. **114**, 376 (1941).

MAGNUS, G.: Zur Technik der Knochennaht. Zbl. Chir. **40**, 2514 (1926).

MAGNUSON, P.: Fractures of metacarpals and phalanges. J. Amer. med. Ass. **91**, 1339 (1928).

MANSOOR, J. A.: Fractures of the proximal phalanx of fingers. A method of reduction. J. Bone Jt Surg. **51 A**, 196 (1969).

MARBLE, J. G.: Management of hand injuries. J. industr. Hyg. **26**, 189 (1944).

— Purposeful splinting following injuries to hand. J. Amer. med. Ass. **116**, 1375 (1941).

MASON, M. L.: Rehabilitation of the hand. American Academy of Orthopaedic Surgeons, Instructional Course Lectures, Vol. 6, p. 95. Ann Arbor, Mich.: Edwards 1949.

— The crushed hand. J. Mich. med. Soc. **53**, 546 (1954).

— BELL, J. L.: The treatment of open injuries to the hand. Surg. Clin. N. Amer. **36**, 1337 (1956).

McNEALY, R. W., Lichtenstein, M.: Fractures of bones of hand. Amer. J. Surg. **50**, 563 (1940).

MELTZER, H.: Die Behandlung von Finger- und Mittelhandbrüchen. Chirurg **4**, 58 (1932).

MEMMIE, R.: La frattura delle ossa del carpo. Patogenesi e contributo clinico. Ortop. Traum. Appar. mot. **7**, 75 (1935).

MERLE D'AUBIGNE, R.: Le traitement des fractures récentes des métacarpes et des phalanges. Rev. Chirurgie orthop. **49**, 703 (1963).

MILLER, R. C.: Interphalangeal joint stiffness. In: DE PALMA: Clinical orthopaedics, Vol. 13, p. 193. Philadelphia: Lippincott 1959.

MOBERG, E.: Akute Handchirurgie. Lund, Malmö: C. W. K. Gleerup 1953.

— Fractures and ligamenteous injuries of the thumb and fingers. Surg. Clin. N. Amer. **40**, 297 (1960).

— Arthrodesis of finger joints. Surg. Clin. N. Amer. **40**, 465 (1960).

— Dressings, splints and postoperative care in hand-surgery. Surg. Clin. N. Amer. **44**, 941 (1964).

— STENER, B.: Injuries to ligaments of thumb and fingers. Acta chir. scand. **106**, 2 (1953).

MÜLLER, M. E., ALLGÖWER, M., WILLENEGGER, H.: Technik der operativen Frakturenbehandlung. Berlin-Göttingen-Heidelberg: Springer 1963.

— — — Manual der AO-Technik. Berlin-Heidelberg-New York: Springer 1969.

NACHLAS, J. W.: A splint for the correction of extension contractures of the metacarpophalangeal joints. J. Bone Jt Surg. **27**, 507 (1945).

NEMETHI, C. E.: Phalangeal fractures treated by open reduction and Kirschner wire fixation Industr. Med. Surg. **23**, 148 (1954).

NOCKEMANN, P. F.: Erfahrungen aus der Behandlung von 996 Fingergliedbrüchen. Mschr. Unfallheilk. **63**, 167 (1960).

ONNE, L.: Rotatory angulatory osteotomie of the metacarpal bones of mutilated hands. Acta chir. scand. **108**, 268 (1954).

PANNIKE, A.: Das Problem der Stabilisierung beim operativen Daumenersatz. Langenbecks Arch. klin. Chir. **319**, 889 (1967) — Chirurgia Plastica et Reconstructiva V, 68—71 (1968).

— Zur operativen Knochenbruchbehandlung im Handbereich. Krankengymnastik **20**, 10, 405—408 (1968).

— Kleinfragmentosteosynthesen nach dem Prinzip der AO. Langenbecks Arch. klin. Chir. **325**, 1210 (1969).

— Die Behandlung der schweren Kombinationsverletzung an Unterarm und Hand. Therapiewoche **20**, 27, 1326 (1970).

— Kleinfragmentosteosynthesen nach den Prinzipien der AO. in KIRSCHNER-ZENKER: Die Operation an der Hand. Allgemeine und spezielle chirurgische Operationslehre Band 10, Teil 3, 202—205, Herausg.: Wachsmuth, W. und Wilhelm, A., Berlin-Heidelberg-New York. Springer: 1972.

— Fractures of small bones. 10th and 12th Course of the Association for the Study of Internal Fixation (ASIF), Davos, 1969 und 1971 (in Vorbereitung).

— Neue Osteosynthesemöglichkeiten bei der Behandlung von Pseudarthrosen und Defekten des Handskelets (in Vorbereitung).

PANNIKE, A.: Zur Stabilität handchirurgischer Osteosynthesen (in Vorbereitung).
— MEYER, J.: A new method of bone stabilization in reconstructive surgery of the hand. 4th International Congress of Plastic Surgery, Rom, 8. 10.—13. 10. 1967: Excerpta Media International Congress Series **174**, 946—951 (1969).
— SCHUM, U.: Zugänge für die Versorgung typischer Frakturen der Hand mit Hilfe des Kleinfragmentinstrumentariums der AO. Langenbecks Arch. klin. Chir. **325**, 1205 (1969).
— VEIHELMANN, D.: Gefahren der Osteosynthese bei Handverletzungen. Langenbecks Arch. klin. Chir. **329**, 1166 (1971).
— — Die stabile Osteosynthese als Ursache und Therapie des Infekts. XXIV. Kongress der Internationalen Gesellschaft für Chirurgie, Moskau (1971). Bulletin de la Société de Chirurgie Internationale, XXX, 4, 377—378 (1971).
— — KONOLD, P.: Die carpo-metacarpale Verrenkung und der carpo-metacarpale Verrenkungsbruch der Hand (in Vorbereitung).
PEACOCK, E. E., Jr.: Management of conditions of the hand requiring immobilization. Surg. Clin. N. Amer. **33**, 1297 (1953).
PERREN, S. M., HUGGLER, A., RUSSENBERGER, M., STRAUMANN, F., MÜLLER, M. E., ALLGÖWER, M.: A method of measuring the change in compression applied to living cortical bone. Acta orthop. scand. Suppl. **125**, 7—16 (1969).
PIEPER, W.: Fingererhaltung durch operative Versteifung in Funktionsstellung. Langenbecks Arch. klin. Chir. **299**, 126 (1961).
PRATT, D. R.: Exposing fractures of the proximal phalanx of the finger longitudinally through the dorsal extensor apparatus. In: DE PALMA: Clinical orthopaedics, Vol. 15, p. 22. Philadelphia: Lippincott Comp. 1959.
PROSEK, G.: Kompressionsbehandlung von Schrägbrüchen durch Spanndrahtumschlingung. Chirurg 26, 368 (1955).
PULVERTAFT, R. G.: The hand. Clinical Surgery, Vol. 7, p. 80. London: Butterworth 1960.
RANK, B. K., WAKEFIELD, A. R., HUESTON, J. T.: Surgery of repair as applied to hand injuries, 3rd ed. London: Livingstone Ltd. 1968.
REHN, E.: Die Chirurgie des Handgelenkes und der Hand. Handbuch der praktischen Chirurgie, 6. Aufl. (GARRE, KÜTTNER, LEXER, Hrsg.). Stuttgart: Ferd. Enke 1931.
REID, D. A. C.: Operative treatment of fractures of the hand. Operative Surgery (service volume) part X, 1. London: Butterworth 1970.
RETTIG, H.: Frakturen der Mittelhand und der Finger am wachsenden Skelet. Mschr. Unfallheilk. **63**, 306 (1960).
RIDER, D. L.: Fractures of the metacarpals, metatarsals and phalanges. Amer. J. Surg. **38**, 549 (1937).
ROBERTSON, R. C., CAWLEY, FARIS: Treatment of fracture dislocations of the interphalangeal joints of the hand. J. Bone Jt Surg. **28**, 68 (1946).
ROBINS, R. H. C.: The primary reconstruction of the injured hand. Ann. roy. Coll. Surg. England 14, 355 (1954).
RUSH, L.: Atlas for Rush pin technics. A system of fracture treatment. Mississippi: Zerivon Comp. Meridian 1955.
— GELBKE, H.: Atlas der intramedullären Frakturfixation nach RUSH. München: Barth 1957.
RUSSE, O.: Atlas unfallchirurgischer Operationen. Wien: Maudrich 1955.
VOM SAAL, F. H.: Intramedullary fixation in fractures of the hand and fingers. J. Bone Jt Surg. **35 A**, 5 (1953).
— Intramedullary pinning, complication and technics. Wiederherst. Traum. **I**, 47. Basel-New York: Karger 1953.
SAITO, T., WATANABE, K., WATAYA, S.: Skeletal traction in old fracture dislocation of interphalangeal joint of finger. J. Bone Jt Surg. **46 A**, 214 (1964).
SCHEIDT, R.: Zur Behandlung der Bennettschen Fraktur. Mschr. Unfallheilk. **52**, 134 (1949).
SCHINK, W.: Handchirurgischer Ratgeber. Berlin-Göttingen-Heidelberg: Springer 1960.
SCHLACH, P., IBAR, E.: Über eine Behandlungsmethode der Fingerfraktur. Rev. méd. Chile **57**, 33 (1929) (spanisch). Ref. Z. orthop. Chir. Bd 47.
SCUDDER, C. L.: Treatment of fractures. Philadelphia: Saunders 1958.

Seewald, K.: Die Arthrodese der Fingergelenke mit gekreuzten Bohrdrähten. Tagung der Vereinigung der Orthopäden Österreichs. Linz, 27./28. 5. 1954.

Seifert, K. E.: Die Behandlung der Finger- und Mittelhandfrakturen. Langenbecks Arch. klin. Chir. **295**, 305 (1960).

Shaw, C. G.: Metacarpal phalangeal ankylosis. Med. J. Aust. **2**, 249 (1920).

Shermann, W. O. N.: Vanadium steel bone plates and screws. Surg. Gynec. Obstet. **14**, 629 (1912).

Smith, C. H.: Compound fractures of fingers. Ann. Surg. **119**, 266 (1944).

Sofield, H. A.: Minor fractures and sprains. Surg. Clin. N. Amer. **31**, 1329 (1951).

Sommer, R.: Zur Arbeit von W. Block: Über das Verhalten des Knochens nach Bohren und Nageln bei der Drahtextension. Langenbecks Arch. klin. Chir. **139**, 658 (1926).

— Zur Fixation reponierter Bruchflächen. Zbl. Chir. **59**, 2403 (1932).

Sullivan, J. E.: Immobilization in the treatment of wounds of the extremities. Surg. Clin. N. Amer. **21**, 571 (1941).

Stader, A.: Über konservative und operative Behandlung der Metacarpalfrakturen. Inauguraldissertation, München 1955.

Stark, H. H.: Use of internal fixation for closed fractures of phalanges and metacarpals. J. Bone Jt Surg. **46 A**, 1365 (1964).

Steindler, A.: Orthopedic operations on the hand. J. Amer. med. Ass. **71**, 1288 (1918).

Straub, L. R.: Fractures on the hand. In: Surgical treatment of trauma (Preston A., Wade, Eds.). New York and London: Grune & Stratton 1960.

Streli, R.: Verwendung von Bohrdrähten zur Osteosynthese. Langenbecks Arch. klin. Chir. **287**, 722 (1957).

Struppler, V.: In: Struppler, Witt, Verletzungen und Wiederherstellung der oberen Extremitäten einschließlich der Hand. I. Teil: Die frischen Verletzungen. Stuttgart: Ferd. Enke 1965.

Tempest, M. N.: The emergency treatment of digital injuries. Brit. J. plast. Surg. **7**, 153 (1965).

Titze, A.: Gelenkschäden durch die transarticuläre Metallimplantation. Handchirurgie **2**, 1 (1970).

Trojan, E.: Zur Behandlung der unstabilen Frakturen von Finger- und Mittelhandknochen. Chir. Praxis **2**, 215 (1958); Surg. Gynec. Obstet. **109**, 2, 187, (1959); Rev. Chir. orthop. **48**, 3, 269 (1962).

Tucker, W. E.: Fractures of metacarpals and proximal and middle phalanges of the finger (discussion). J. Bone Jt Surg. **48 B**, 182 (1966).

Tupper, J. W.: A new Kirschner wire inserter for the use on cancellous portions of the hand. J. Bone Jt Surg. **51 A**, 596 (1969).

Vasco, J. R.: An operation of old unreduced Bennett's fracture. J. Bone Jt Surg. **29**, 753 (1947).

zur Verth, M.: Knochenbrüche an den Fingern. Z. ärztl. Fortbild. **23**, Nr. 19 (1926).

— Behandlung der Finger- und Handverletzungen. Hefte zur Unfallheilkunde **6**, (1931).

Wagner, C. J.: Method of treatment of Bennett's fracture dislocation. Amer. J. Surg. **80**, 230 (1950).

Wagner, H.: Die Einbettung von Metallschrauben im Knochen und die Einheilungsvorgänge des Knochengewebes unter dem Einfluß der stabilen Osteosynthese. Langenbecks Arch. klin. Chir. **305**, 28 (1963).

Wainstein, V.: Behandlungsmethode offener Fingerfrakturen. Ortop. Travm. Protez. **8**, 56 (1934) (russisch). Ref. Z. orthop. Chir. Bd **73**.

Watson-Jones, R.: Fractures and joint injuries, Vol. 1 u. 2. Baltimore: Williams & Wilkins 1952/1955.

Waugh, R. L., Ferrazano, G. P.: Fractures of the metacarpals exclusive of the thumb. A new method of treatment. Amer. J. Surg. **59**, 186 (1943).

Wertheim, W.: A new type of splint for fractures of bones of the hand. J. Amer. med. Ass. **92**, 2171 (1929).

Wheeler, W. S. de C.: Splints for fingers and thumb. Lancet **1940 II**, 546.

Witt, A. N.: Orthopädische Chirurgie der Hand. Medizinische **22**, 819 (1957).

Witt, A, N.: Funktionsverbessernde Eingriffe an den Fingergelenken. Langenbecks Arch. klin. Chir. **287**, 541 (1957).
— Die Operationen am Oberarm, Ellenbogengelenk, Vorderarm, Handgelenk sowie an Hand und Fingern, Stumpfoperationen. Chirurg. Operationslehre (Fischer, Gohrbandt, Sauerbruch, Hrsg.), Bd VI, 7. Aufl. Leipzig: Barth 1958.
— Rettig, H.: Unterarm und Hand. In: Hohmann, Hackenbroch, Lindemann, Spezielle Orthopädie, Bd 3. Stuttgart: Thieme 1959.
— Walcher, K.: Besondere Indikationen zur Osteosynthese unter Verwendung des Instrumentariums der AO bei Frakturen, Pseudarthrosen und orthopädisch-chirurgischen Eingriffen. Arch. orthop. Unfallchir. **65**, 269 (1969).
Wynne, F. E.: Non-operative treatment of fractures of the forearm and the hand. J. med. Ass. S. Afr. **1**, 582 (1927).
Yabe, Y., Kishino, K.: Follow-up study of metacarpal fractures. J. Bone Jt Surg. **46 A**, 214 (1964).
Zaizenko, J.: Über Fingerbrüche. Orthop. Travm. Protez. **7**, 34 (1933) (russisch). Ref. Z. orthop. Chir. Bd **69**.
Zelenoch, M. N., Larsen, R. D., Posch, I. L.: Treatment of fractures of the hand. Amer. med. Ass. Arch. Surg. **75**, 320 (1957).
Zrubecky, G.: Die planmäßige Versorgung schwerer Handverletzungen. Chirurg **27**, 350 (1956).
— Operative Behandlung und plastischer Ersatz von versteiften Mittelgelenken. Chir. Praxis **1**, 69 (1960).
— Derzeitige Grenzen bei der planmäßigen Versorgung schwerer Handverletzungen. Hefte zur Unfallheilkunde **83**, (1965).
Zuelzer, W.: An indirect method of fixation of small fractured fragments with the help of a hook plate. Med. Bull. March 1948, s. auch Weigl: Z. Orthop. **78**, 366 (1949).
— Fixation of small but important fragments with a hook plate. J. Bone Jt Surg. **33 A**, 430 (1951).

Autoren- und Sachverzeichnis